L'EXPLORATION FONCTIONNELLE D'EFFORT

CHEZ LE MÊME ÉDITEUR

Dans la même collection :

LA MÉTHODE DE KABAT. *Facilitation neuromusculaire de la proprioception*, par E. VIEL (*Monographie nº 1*), 2e édition, 1972, 130 pages, 52 figures, 6 tableaux.

LA KINÉSITHÉRAPIE DE L'ASTHME INTERMITTENT ET DE L'ASTHME CHRONIQUE, par R. AUGÉ (*Monographie nº 2*), 1972 128 pages, 47 figures.

MANUEL DE PHYSIOLOGIE DE L'EXERCICE MUSCULAIRE, par P. O. ASTRAND et K. RODAHL. Traduit de l'anglais par J. R. Lacour, 1973, 750 pages, 150 figures.

MANUEL DE PHYSIOLOGIE *à l'usage des Kinésithérapeutes et des professions paramédicales*, par M. BONNET et Y. MILLET, 1971, 2e édition, 764 pages, 412 figures.

LA KINÉSIOLOGIE RESPIRATOIRE, par A. L. MACCAGNO, Traduit de l'italien par M. Soufir, 1970, 2e édition revue et augmentée, 186 pages, 95 figures.

PHYSIOLOGIE DU TRAVAIL (*Ergonomie*), par J. SCHERRER et collaborateurs. (*Collection publiée sous la direction de L. Ragey.*
Tome I. — *Travail physique, Énergétique*, 1967, 388 pages, 198 figures.
Tome II. — *Ambiances physiques. Travail psycho-sensoriel*, 1967, 342 pages, 160 figures, tableaux, 1 dépliant, et une planche en couleurs.

PHYSIOLOGIE DE LA RESPIRATION, par J. H. Jr COMROE. Traduit de l'anglais par J. Gontier, 1972, 2e tirage revu et corrigé, 264 pages, 111 figures, 27 tableaux.

PHYSIOLOGIE ET BIOPHYSIQUE DE LA CIRCULATION, par A. C. BURTON. Traduit de l'anglais par J. Gontier, 1968, 228 pages, 113 figures, 17 tableaux.

LIBRARY OF CONGRESS CATALOG CARD NUMBER : 73-78513

ISBN : 2-225-37390-5

Imprimé en France

MONOGRAPHIES DE L'ÉCOLE DE CADRES DE KINÉSITHÉRAPIE
DE BOIS-LARRIS

3

L'EXPLORATION FONCTIONNELLE D'EFFORT

Pierre HARICHAUX
Professeur de Physiologie
à la Faculté de Médecine
et Pharmacie d'AMIENS,
Biologiste des Hôpitaux.

Charles JACQUEMIN
Professeur Agrégé de Physiologie
à la Faculté de Médecine de PARIS,
Biologiste des Hôpitaux.

Jean-Philippe LESBRE
Professeur Agrégé de Médecine
Générale (Cardiologie) à la
Faculté de Médecine et Pharmacie
d'AMIENS,
Médecin des Hôpitaux.

Préface de Henri DENOLIN
Professeur de Physiologie
à la Faculté de Médecine de BRUXELLES,
Chef du Département de Cardiologie
et Explorations Fonctionnelles
Hôpital Saint-Pierre, BRUXELLES.

MASSON ET Cie, ÉDITEURS
120, BOULEVARD SAINT-GERMAIN, PARIS, VIe
1973

INTRODUCTION A LA COLLECTION

La collection des « Monographies de l'École de Cadres » a pour but de créer une série de manuels traitant de sujets encore peu connus, mais qui font partie aujourd'hui du programme d'enseignement de la kinésithérapie.

L'effort physique et ses implications retiennent de plus en plus l'attention des enseignants, et ceci à juste titre, puisque chaque jour le kinésithérapeute demande à son patient de « faire des efforts » en vue de sa propre rééducation. Sous sa forme concise, ce volume se veut document d'enseignement; il permettra à l'enseignant d'établir un canevas de cours et de travaux pratiques. Mais il sera également une référence pour le praticien averti, car il constitue une somme des connaissances acquises à ce jour.

Enfin, à une époque où l'on entend parler « d'équipe thérapeutique », notre collection s'enrichit d'un volume véritablement interdisciplinaire : son public ne sera pas limité aux seuls kinésithérapeutes : il fournira aux médecins et à leurs auxiliaires un vocabulaire précis et une base commune leur permettant de se mieux comprendre et d'agir plus efficacement dans l'intérêt du patient.

PRÉFACE

PENDANT *longtemps, et encore trop souvent à l'heure actuelle, le clinicien s'est limité à l'examen du sujet au repos. Dans le cas des affections cardio-vasculaires et pulmonaires en particulier, mais probablement aussi dans beaucoup d'autres conditions cliniques, cette attitude le privait d'éléments de diagnostic importants et surtout l'empêchait d'objectiver les symptômes subjectifs, d'en apprécier l'importance, d'en étudier le mécanisme, de déterminer enfin les possibilités de travail du sujet. Aussi a-t-on vu depuis quelques temps se développer de façon intensive la physiologie et la physiopathologie de l'effort musculaire. Grâce à l'évolution parallèle de nos connaissances dans divers domaines physiologiques associés, qu'il s'agisse de l'appareil circulatoire (contractilité myocardique par exemple), ou de l'appareil respiratoire (mécanique ventilatoire par exemple), les informations disponibles deviennent de plus en plus nombreuses et l'interprétation des réponses normales ou anormales à l'effort deviennent de plus en plus cohérentes. Aussi, la place des épreuves d'exercice ne cesse-t-elle de croître rapidement, et leur valeur de se développer, que ce soit en médecine sportive, en médecine du travail ou en clinique, pour préciser le diagnostic, définir les capacités résiduelles, guider un programme de réadaptation ou conduire une enquête épidémiologique.*

Encore faut-il, pour tirer de ces épreuves d'effort toute l'information disponible, que le médecin et ses auxilliaires possèdent une connaissance exacte de la valeur des méthodes utilisables, des mécanismes physiologiques mis en jeu, des valeurs normales, des limites à ne pas dépasser. C'est pourquoi nous devons savoir gré à MM. Harichaux, Jacquemin et Lesbre d'avoir préparé avec autant de soin cette monographie sur l'exploration fonctionnelle d'effort. Rappelant souvent des bases physiologiques anciennes — dans lesquelles la contribution française est si importante — ils ont mis à la disposition du lecteur, avec ordre et méthode, la plupart des informations que la littérature médicale moderne met à notre portée, leur permettant ainsi d'appliquer, de surveiller et d'interpréter valablement une gamme d'épreuves d'effort dont l'utilité pratique considérable ne peut plus être discutée. On reste étonné devant la masse d'informations que l'épreuve d'exercice musculaire peut apporter au physiologiste et au clinicien; mais parfois aussi, on reste étonné — alors que tant de faits ont été analysés avec pénétration — devant la méfiance du médecin vis-à-vis du test d'effort, qui reproduit simplement de façon mesurable le comportement journalier; devant le recours à des méthodes périmées; devant la mauvaise interprétation des données. Le manuel du groupe d'Amiens aidera certainement à corriger certaines de ces erreurs.

Évidemment, si la détermination de l'aptitude physique est devenue aujourd'hui aisée et précise chez le sujet normal et chez le malade, si le diagnostic de l'insuffisance ventilatoire ou de l'insuffisance coronarienne peut être établi avec beaucoup plus de certitude et mesuré de façon objective et reproductible, si la recherche des facteurs limitatifs de l'effort est devenue facile, quelques problèmes importants appellent encore des recherches nouvelles : notamment la traduction des résultats de l'épreuve d'effort en aptitude sportive ou en capacité de travail professionnel. Cet aspect de la question n'a pas été abordé ici mais fera sans doute l'objet d'une autre mise au point.

Quoi qu'il en soit, le volume que MM. Harichaux, Jacquemin et Lesbre mettent aujourd'hui à la disposition du lecteur francophone est appelé à rendre le plus grand service dans de nombreuses disciplines médicales, et nous devons les en remercier.

Professeur H. DENOLIN
Université de Bruxelles

TABLE DES MATIÈRES

AVANT-PROPOS

La nécessité des épreuves fonctionnelles d'effort, naguère encore méconnues des praticiens, s'impose progressivement en fonction même de leur finalité. En effet, pratiqué dans les conditions du repos par maladie, voire du décubitus correspondant, l'E. C. G. par exemple ne témoigne en rien de ses modifications éventuelles lorsque le malade aura repris son activité normale. (C'est ainsi que dans 70 % environ des cas de coronarite, et dans 30 % des cas d'Angor d'effort, l'E. C. G. entre les crises ne révèle rien d'anormal, s'il est pratiqué dans des conditions de repos).

La nécessité de l'exploration fonctionnelle d'effort sur le plan de la pathologie est d'ailleurs l'un des aspects de son intérêt général, comme le rappelait récemment Shephard (1970). Car avant cette application à la pathologie, elle fut couramment utilisée pour les motifs suivants, préventifs ou médico-légaux :

1. — ***Orientation professionnelle en matière de médecine du travail, et choix du poste de travail.*** — Le traité de physiologie du travail de Scherrer et coll. (1967) fait ainsi une large place à l'exploration d'effort dans le cadre de l'Ergonomie.

2. — ***Orientation et sélection médico-sportive.*** — En ce domaine l'application est évidente, mais l'intérêt d'une telle exploration réside plus, actuellement tout au moins, dans la prévention des accidents que dans la prévision des résultats sportifs. Cependant quelques essais ont été récemment tentés par divers auteurs dans le domaine de la sélection pour la compétition.

3. — ***Évaluation du préjudice médico-légal.*** — Trop peu connue des praticiens, une telle évaluation peut rendre des services fondamentaux en matière d'appréciation du poucentage d'invalidité, aussi bien sur le plan médical (pathologie des pneumoconioses, p. ex.) que chirurgical (traumatismes thoraciques, de plus en plus fréquents en pathologie routière). L'application de ces données aux besoins de l'expertise judiciaire peut rendre, dans certains cas, des services que ne peut fournir aucun autre type d'examen.

L'extension plus récente à la pathologie, et notamment dans le diagnostic des insuffisances coronariennes, cardiaques et respiratoires latentes correspond donc à l'application clinique d'une méthodologie plus ou moins ancienne selon les cas.

Dans la présente étude nous envisagerons successivement :

1) Un bref rappel sur l'adaptation de l'organisme à l'exercice musculaire et la définition des critères de l'exploration fonctionnelle d'effort.

2) L'application de l'exploration fonctionnelle d'effort à la fonction cardiaque et circulatoire,

3) L'application de l'exploration fonctionnelle d'effort à la fonction respiratoire.

CHAPITRE PREMIER

L'ADAPTATION NORMALE DE L'ORGANISME A L'EXERCICE MUSCULAIRE, BASE DE L'EXPLORATION FONCTIONNELLE D'EFFORT

Sans vouloir nous complaire à une discussion de pure sémantique, il nous paraît nécessaire de préciser les termes couramment employés « d'effort » et d' « exploration fonctionnelle d'effort », car ces mots ont de nombreuses acceptions. L'effort « désigne au sens strict une contraction énergique des muscles abdominaux avec blocage de la respiration » (dictionnaire QUILLET), mais par extension « l'activité d'un être conscient visant à vaincre une résistance, à résister à une force » (dictionnaire ROBERT) et même plus généralement « l'emploi plus qu'ordinaire des forces physiques ou morales » (dictionnaire de l'Académie). Et nous n'indiquons pas les nombreuses variantes du vieux français « esfort ».

Aussi nous paraît-il nécessaire de citer la définition physiologique, complète et sans équivoque, de Plas : « l'effort physique provoque dans l'organisme d'importantes perturbations qui affectent toutes les grandes fonctions, et plus spécialement la circulation sanguine. L'adaptation de l'appareil cardio-vasculaire est très différente selon la nature de l'effort : effort statique (respiration bloquée) et effort dynamique (avec respiration libre) (in *Encyclopedia Universalis*, article Effort).

D'autre part « l'épreuve d'effort est le travail musculaire imposé pour juger des réactions de l'organisme et de ses possibilités d'adaptation » (dictionnaire QUILLET).

Sous le nom d'exploration fonctionnelle d'effort, on désigne donc en fait, dans le langage courant, une exploration fonctionnelle effectuée dans les conditions de l'exercice musculaire, c'est-à-dire en définitive à un niveau métabolique plus élevé que celui des conditions de repos.

Ceci suppose que le sujet à étudier produise un exercice mesurable, et que l'on apprécie les variations de divers paramètres physiologiques en fonction de ce niveau d'exercice.

Il ne saurait être question ici d'étudier en détail l'adaptation normale de l'organisme à l'exercice musculaire, que l'on trouve parfaitement décrite dans divers ouvrages récents, aussi bien sur le plan musculaire (v. notamment :

Bouisset, 1967; Monod, 1967,; Scherrer, 1967) que respiratoire (v. notamment : Dejours, 1959, 1963 et 1964; Denolin, 1958; Monod et Pottier, 1967, etc.) ou cardiaque et circulatoire (v. notamment : Barcroft, 1963; Barger, 1956; Bevegard et Shephard, 1967, etc.).

Nous voudrions simplement rappeler, sous forme d'une énumération commentée, les diverses conditions et conséquences de l'adaptation physiologique de l'organisme à l'exercice musculaire.

Les muscles représentent, chez l'Homme, environ 40 % du poids total du corps. Ils ne sont que partiellement mis en jeu dans les circonstances de la vie courante (tonus de posture, activité de déplacement) mais le sont plus dans l'exercice musculaire (sport, travail intense), qui suscite donc des modifications physiologiques locales et générales, passibles d'une limite (v. chap. II).

C'est l'application à la clinique humaine de la mesure de certaines de ces valeurs, qui fait l'objet de l'exploration fonctionnelle d'effort.

I. — ACCROISSEMENT DES BESOINS ÉNERGÉTIQUES

Les besoins énergétiques augmentent proportionnellement à l'exercice musculaire, aussi bien pour le combustible, l'aliment, que pour le comburant, l'oxygène.

1. *1.* — ***Besoins en métabolites.*** — Contrairement à ce qu'on avait primitivement pensé au siècle dernier, il n'y a pas d'intervention directe du catabolisme protidique lors de l'exercice musculaire, mais indirecte et partielle, par la néoglycogenèse.

Les glucides sont l'aliment préférentiel de l'exercice musculaire. Claude Bernard a montré que la tétanisation expérimentale diminue le taux du glycogène musculaire et qu'un travail intense et prolongé diminue ensuite celui du glycogène hépatique. Dans le cas particulier du myocarde, l'acide lactique, déchet métabolique général, intervient comme nutriment du myocarde, au même titre que le glucose, mais beaucoup moins que les acides gras (v. notamment : Bing, 1955).

Il paraît superflu de rappeler que l'alcool éthylique ne peut jouer aucun rôle en la matière, car il est tout au plus capable de couvrir une partie seulement des dépenses fixes de repos.

1. *2.* — ***Besoin en oxygène.*** — A la fin du XVIIIe siècle, Lavoisier et Seguin avaient déjà mis en évidence l'augmentation de la consommation d'oxygène à l'exercice musculaire. Le phénomène fut bien quantifié par Christensen (1932) et par de très nombreux auteurs ensuite, puisque cette augmentation est une grandeur souvent mesurée à l'exercice musculaire sur un double plan, général (fig. 1), et local. De 140 ml O_2/mn/m^2 environ dans les conditions de repos, la $\dot{V}_{O_2}$ (consommation d'O_2) générale peut atteindre un maximum approximatif de 2 500 ml/mn/m². Sur le plan local, le muscle au repos consomme 2 à 3 ml d'O_2/kg/mn, et à l'exercice musculaire, peut en consommer 80 à 100 fois plus.

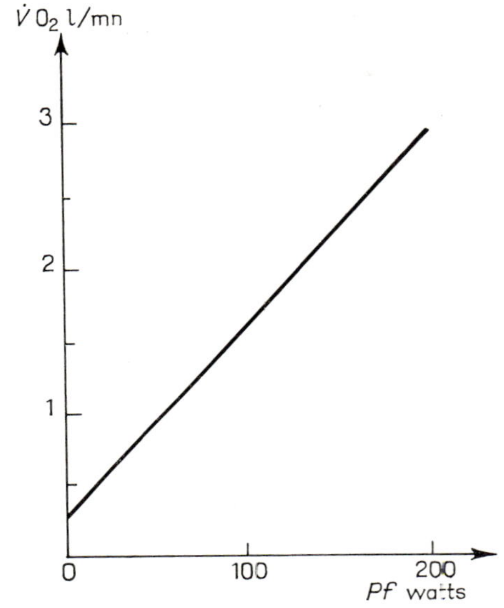

FIG. 1. — *Variation de la consommation d'oxygène* ($\dot{V}_{O_2}$) *pour diverses valeurs de l'exercice musculaire*

(*Pf* = puissance fournie, sous forme de travail, exprimée en watts).

Rappelons les trois caractéristiques fondamentales ci-dessous :

1) La puissance fournie sous forme de travail est la puissance extérieure, mais non la puissance totale dégagée par le sujet (travail + chaleur), environ 5 fois supérieure (notion de rendement du travail musculaire).

2) Une telle courbe ne peut évidemment passer par le point 0, puisque la production d'énergie d'un être vivant ne peut jamais être nulle (dépense de fond, ou métabolisme de base) et implique donc une $\dot{V}_{O_2}$ correspondante.

3) La production de CO_2 ou $\dot{V}_{CO_2}$, non représentée sur le graphique, croît également en fonction de la puissance fournie, mais reste toujours inférieure ou au maximum égale (notion de quotient respiratoire).

1. *3.* — *Augmentation de la production des déchets.* — Les conséquences de cette activité musculaire accrue sont l'augmentation de la production de CO_2 (fig. 1) et d'acides lactique et pyruvique, ainsi que l'augmentation de chaleur locale musculaire, et générale.

Ce dernier facteur n'a d'ailleurs pas lieu d'être envisagé dans le cadre de l'exploration fonctionnelle d'effort, de trop brève durée pour susciter des modifications notables de la température centrale. Mais on en sait l'importance dans les sports de fond.

1. ***4. — Ajustement des débits de consommation d'O_2 et de production de CO_2.*** — Les mesures répétées, voire continues, sont faciles et permettent d'établir la classique notion de « dette d'oxygène » (Hill et coll., 1925) (fig. 2). Le remboursement de cette « dette » est toujours supérieur à la dette elle-même, et se fait en deux phases classiques, d'abord « lactique » (avec reconstitution des complexes phosphatés de haute énergie) puis « alactique » (avec disparition lente des lactates) (Margaria et coll.,, 1933). Cette distinction a d'ailleurs parfois été controversée (v. notamment : Huckabee, 1958).

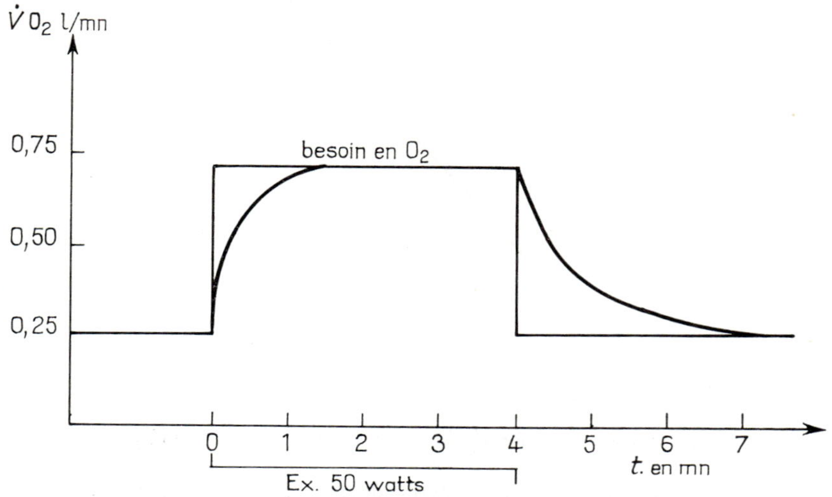

FIG. 2. — *Dette d'oxygène.*

Un état de besoin modéré et compatible avec l'état d'équilibre (ou « steady state ») est instauré et cessé brusquement (exercice de 50 watts pendant 4 mn). Mais l'organisme ne peut y faire face aussi rapidement et le cesser de même. L'adaptation des fonctions respiratoires et circulatoires se fait donc avec un certain retard, même si ces fonctions s'adaptent parfaitement au besoin dans le cas présent.

Il en résulte une « dette d'oxygène », qui sera remboursée après l'exercice, à une valeur d'ailleurs supérieure à celle de l'emprunt, en deux phases, lactique et alactique.

Les variations du quotient respiratoire $\left(\text{rapport} = \dfrac{CO_2 \text{ dégagé}}{O_2 \text{ consommé}}\right)$ sont également classiques (v. notamment : Kayser, 1947). Très schématiquement, au début de l'exercice, le Q. R. augmente brusquement puis revient à une valeur stable comprise entre 1 et la valeur initiale (en moyenne, 0,83) ; à la fin de l'exercice il diminue. Mais des variations importantes du « pool » de CO_2 et de nutriments sont possibles et rendent très difficile l'interprétation exacte des modifications du Q. R. lors de l'exercice musculaire (notion de variations « métaboliques » et « non métaboliques » du Q. R.).

C'est l'impossibilité pour l'organisme d'ajuster immédiatement les augmentations nécessaires des débits à celles des besoins, si l'exercice musculaire est instauré brusquement, qui explique ces déséquilibres métaboliques et notamment la « dette d'oxygène ».

II. — ACCROISSEMENT DES BESOINS NON ÉNERGÉTIQUES

Le travail musculaire provoque un accroissement proportionnel de la sudation, c'est-à-dire une spoliation d'eau et d'électrolytes, à compenser. L'exercice musculaire conditionne donc, par là même, un nouvel équilibre de ces besoins non directement énergétiques.

Dans le cadre de l'exploration fonctionnelle d'effort, ce facteur n'a pas non plus à être envisagé autrement que pour mémoire. Mais en matière de régime alimentaire du sportif, l'apport hydro-minéral doit être proportionnel à ce besoin.

III. — ADAPTATION LOCALE MUSCULAIRE DE L'ORGANISME AUX BESOINS CRÉÉS PAR L'EXERCICE

3. *1.* — ***Hyperémie fonctionnelle.*** — L'augmentation nécessaire des débits d'apport des nutriments et de transport des déchets est assumée par l'augmentation du débit sanguin local musculaire, ou hyperémie fonctionnelle, dont nous verrons plus bas la valeur.

Sur le plan purement hémodynamique, cette hyperémie fonctionnelle correspond à une augmentation du nombre des capillaires fonctionnels (3% environ dans le muscle au repos) et à une variation du tonus artériolaire, voire artériel, en amont.

Le mécanisme de cet accroissement du débit sanguin local dans le muscle, lors de l'exercice, a suscité de nombreuses discussions. On a admis la possibilité d'un facteur nerveux et d'un facteur humoral. Sans rappeler tous les arguments discutés, ceci pourrait correspondre schématiquement :

— à des processus purement chimiques : rôle vaso-dilatateur artériolaire et capillaire des ions H^+, CO_2, de métabolites intermédiaires ou de médiateurs. Mais comment admettre que ces facteurs, déversés en aval, puissent agir en amont?

— à des « réflexes nutritifs », actuellement très controversés, qui seraient mis en jeu par les stimuli humoraux décrits ci-dessus,

— beaucoup plus vraisemblablement à l'intervention du système végétatif (v. notamment : Folkow, 1955; Uvnas, 1960), quel que soit le type de ces fibres nerveuses et la nature de leur médiateur.

3. *2.* — ***Évolution de l'hyperémie fonctionnelle avec le rythme et l'intensité de l'exercice musculaire.*** — D'une valeur de repos de 2 à 4 ml de sang/100 g. de muscle/mn (soit 20 à 40 ml/kg de muscle), le débit sanguin musculaire peut atteindre 100 ml/100 g/mn (soit 1 000 ml/kg de muscle), dans les conditions maximales lors de l'exercice musculaire. En d'autres termes, ce débit peut être égal, par minute, au volume même de l'organe. Rappelons qu'un tel débit maximal est analogue à celui du myocarde, environ quatre fois plus faible que celui du rein, mais supérieur à celui de tout autre organe.

Il y a cependant lieu de noter que cet accroissement local de débit ne peut exister que lors de contractions rythmiques, comme l'ont montré les travaux classiques de Barcroft et Dornhorst (1949) sur les muscles jumeaux chez l'Homme.

Mais lors d'une contraction soutenue (à partir de 20 % environ de la puissance maximale possible du muscle), l'écrasement vasculaire prédomine sur les facteurs vaso-dilatateurs, et le débit est totalement interrompu (v. notamment : Barcroft et Millen, 1939). Il apparaît alors une douleur ischémique, dont les causes ont été très discutées (Pain Producting factor, ou « substance P », etc.) et sur laquelle nous ne nous appesantirons pas ici.

Rappelons, de même, qu'après toute contraction musculaire persiste une « hyperémie post-contractile », dont les causes ont été également aussi discutées que celles de l'hyperémie fonctionnelle elle-même.

3. *3.* — *Répercussions de l'hyperémie fonctionnelle à distance.* — Un problème particulièrement épineux est celui de la modification éventuelle des divers débits sanguins locaux en fonction de l'augmentation du débit sanguin musculaire.

Pour Claude Bernard, l'hyperémie fonctionnelle musculaire se fait au dépens d'une restriction sanguine splanchnique et cutanée, et ceci s'intègre dans la notion de « balancement circulatoire », classiquement admise au siècle dernier.

En fait les choses sont loin d'être aussi simples (v. notamment : Lacroix et Leusen, 1965).

Tout d'abord, l'intervention du système orthosympathique (ou mieux, adrénergique) à l'exercice musculaire, se traduit par une stimulation cardiaque (v. plus loin) et par une vaso-constriction dans les territoires inactifs (Rushmer et coll., 1960; Uvnas, 1960, etc.).

Mais les opinions divergent maintenant beaucoup sur les conséquences hémodynamiques de l'hyperémie fonctionnelle musculaire et du rôle du système adrénergique, et la difficulté des mesures en ce domaine, surtout chez l'Homme, ne contribue pas à simplifier les données du problème.

Certains auteurs, et notamment Bradley et coll. (1956), Wade et coll. (1956), et Rowell et coll. (1964), ont observé chez l'Homme une diminution du débit splanchnique lors de l'exercice musculaire, sous réserve des difficultés techniques évoquées plus haut.

Pour d'autres auteurs, et notamment Lowenthal et coll. (1952), Jackson et coll. (1961), on ne constate pas, chez l'Homme, de modifications du débit splanchnique lors de l'exercice musculaire. Chez l'animal, Herrick et coll. (1940), Rushmer et coll. (1961) et Lacroix (1963) aboutissent aux mêmes conclusions.

A la suite de Lacroix et Leusen (1965), on peut admettre que cette polémique reste actuellement ouverte.

IV. — ADAPTATION HUMORALE (sanguine) A L'EXERCICE MUSCULAIRE

Les réactions générales consécutives à l'exercice musculaire sont toutes intriquées; il est cependant nécessaire de les dissocier pour les étudier successivement.

TABLEAU I. — VALEURS MOYENNES DE QUELQUES PARAMÈTRES SANGUINS CHEZ L'HOMME ET SENS DES VARIATIONS A L'EXERCICE MUSCULAIRE.

	Ca_{O_2} ml/100 ml	$C\bar{v}_{O_2}$ ($\bar{v}$: sang veineux mêlé)	Différence artério-veineuse (Ca_{O_2}-Cv_{O_2})	pH sang artériel	Sa_{O_2} en p. 100 de HbO_2/Hb tot.	Pa_{O_2} en mmHg	Pa_{CO_2} en mmHg
Repos	19 ± 0,5	12 ± 2	7,5 ± 1,5	7,41 ± 0,02	95 p. 100 ± 3	90 ± 5	40 ± 1
A l'exercice	N	↘	↗	↘	N	N	↗

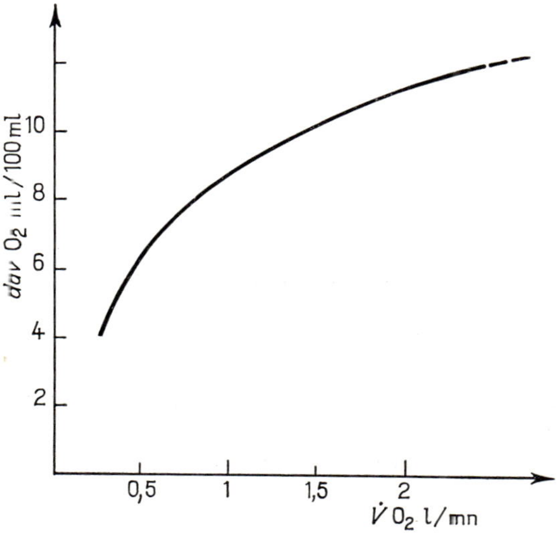

FIG. 3. — *Différence artério-veineuse en O_2 à l'exercice musculaire, en ml/100 ml.*

Nous envisagerons successivement l'adaptation humorale (sanguine), l'adaptation cardio-circulatoire et l'adaptation respiratoire.

Dans un muscle en état d'activité, P_{O_2} (pression partielle d'oxygène) diminue, et ceci, associé à l'hyperémie fonctionnelle, provoque un certain nombre de variations schématisées dans le tableau I et la fig. 3.

Tout ceci est d'ailleurs susceptible d'une certaine auto-régulation sanguine, par l'intermédiaire des mécanismes suivants :

— la diminution de $C\bar{v}O_2$ du sang veineux total (par adjonction du sang veineux musculaire efférent, très désaturé, au sang veineux systémique), augmente le gradient de pression alvéolo-capillaire pour O_2, et facilite donc la captation d'oxygène au niveau de l'alvéole,

— l'augmentation de la vitesse circulatoire contribue également à ce phénomène (notion de coefficient de diffusion de Krogh),

— la dissociation de l'hémoglobine oxygénée (HbO_2) au niveau du muscle, organe consommateur, est favorisée par l'augmentation de PCO_2 (effet Bohr) et de la température sanguine (effet thermique), qui jouent assez peu normalement au repos, mais voient leurs effets accrus lors de l'exercice musculaire (fig. 4)

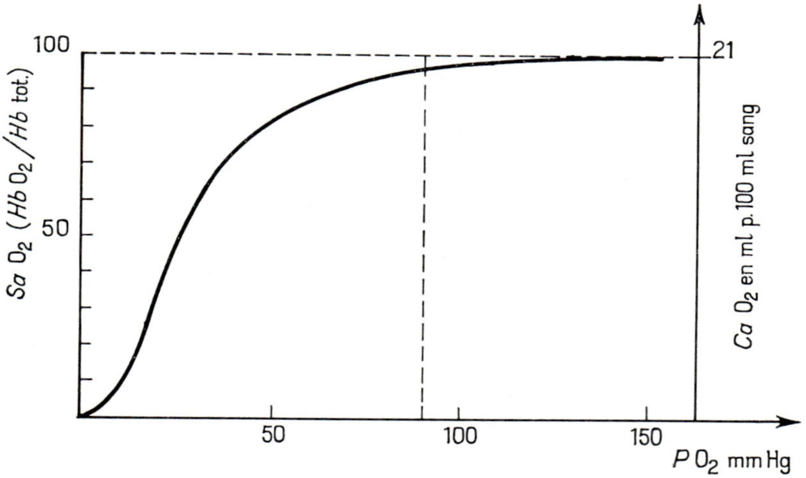

FIG. 4. — *Courbe de dissociation de l'hémoglobine oxygénée (HbO_2) exprimée en saturation en oxygène, Sa_{O_2}, qui représente le vol HbO_2/Hb totale (ordonnées de gauche) ou en Ca_{O_2}, ml O_2 pour 100 ml de sang artériel (ordonnées de droite), en fonction de la pression partielle d'O_2 dans le sang artériel, ou Pa_{O_2}.*

Cette courbe de Barcroft n'est pas le résultat d'un enregistrement continu, mais une courbe reliant un certain nombre de points de mesures expérimentaux, déterminés par aérotonométrie. Elle est susceptible de varier en fonction de Pa_{CO_2} (effet Bohr), de la température et du pH sanguin (voir texte). Ces trois facteurs de variations peuvent jouer un rôle important à l'exercice musculaire.

— rappelons pour mémoire un certain nombre de modifications sanguines d'ordre métabolique : hémoconcentration, acidose lactique dans l'exercice intense, dont les variations ont été très analysées (v. notamment : Kayser, 1947 et Dejours, 1963), évolution globale de la glycémie vers la diminution, etc. Certaines d'entre elles, comme l'acidose lactique peuvent contribuer à la régulation de fonctions intégrées dans l'exercice musculaire (ventilation, par exemple).

V. — ADAPTATION CARDIO-CIRCULATOIRE A L'EXERCICE MUSCULAIRE

Elle consiste essentiellement en l'augmentation du débit cardiaque, dès les premières secondes de l'exercice musculaire (Krogh et Lindhard, 1913) (fig. 5). Le débit cardiaque $\dot{Q}$, produit du volume systolique V_s par la fréquence cardiaque f. ($\dot{Q} = V_s \times f$), est au repos, de l'ordre de 5 à 7 l/mn, beaucoup plus constant si on le rapporte à la surface corporelle (index cardiaque). Cette valeur, représentée par le rapport : $\frac{\dot{Q} \text{ en l/mn}}{S \text{ en m}^2}$, est de 3 à 3,5 l/m²/mn. Le débit cardiaque, chez le sujet au repos, est plus important de 20 % en position couchée que debout.

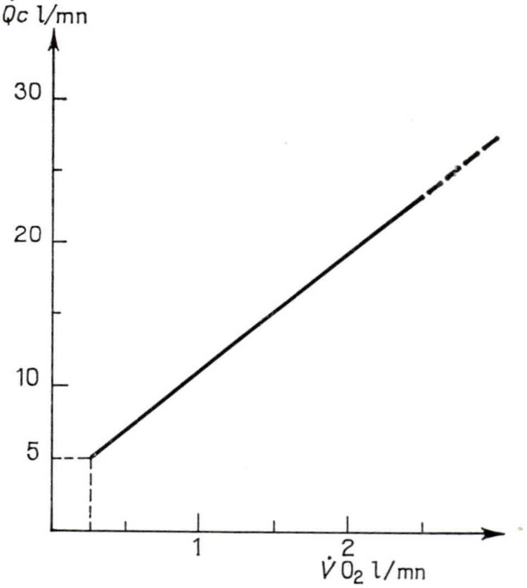

FIG. 5. — *Débit cardiaque en fonction de l'exercice musculaire.*

Cette courbe, approximativement linéaire, représente la moyenne sur un grand nombre de données de la littérature concernant le sujet sain. Elle ne passe évidemment pas par 0, mais par la valeur de repos d'environ 5 l/min pour une consommation d'oxygène de repos d'environ 250 ml/min.

Le débit cardiaque peut être multiplié par 4 à 6 dans les conditions d'un exercice très intense (où sa mesure devient alors difficile).

L'augmentation globale du débit cardiaque à l'exercice musculaire résulte de l'intervention des facteurs suivants :

5. *1.* — ***Rôle du volume systolique.*** — Il est resté usuel d'admettre que l'augmentation du débit sanguin musculaire provoque l'augmentation du retour veineux et par là même, celle du volume d'éjection systolique (normalement 70 à 90 ml chez l'adulte sain). Jadis, ce facteur était considéré comme important (notion de Loi du cœur de Starling), mais sa part réelle est actuellement discutée. Il semble en tout cas que le volume d'éjection systolique ne puisse pas dépasser 120 à 130 ml à l'exercice musculaire, soit une augmentation d'environ 50 %.

En outre, chez le sujet sportif entraîné, la fréquence cardiaque est abaissée et le volume systolique plus élevé, à débit cardiaque égal, que chez le sujet non sportif.

Enfin la variation du volume systolique à l'exercice musculaire semble moins importante en position couchée que debout.

De toute manière, l'augmentation du volume systolique met en jeu un mécanisme inotrope positif, qui est contrôlé initialement par le système adrénergique.

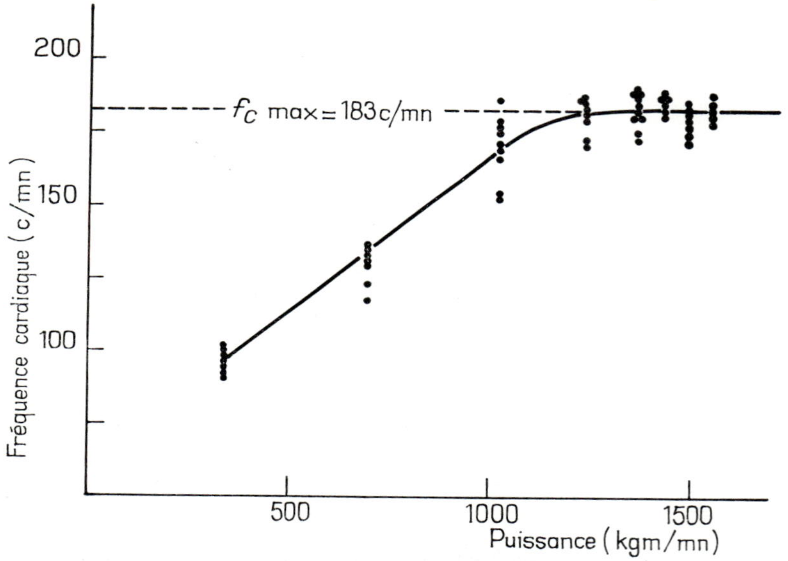

FIG. 6. — *Valeur de la fréquence cardiaque mesurée pour un même sujet exécutant une série d'épreuves successives d'exercice musculaire, sur bicyclette ergométrique, à différentes puissances* (1 kgm/mn équivaut à 0,1635 watt).

La fréquence cardiaque croît linéairement jusqu'à 160 watts; elle atteint sa valeur maximale (183 cycles/mn) pour 210 watts. Ces valeurs sont à comparer à celles qui sont décrites dans la figure 8 (d'après Wyndam et coll. 1950).

5. *2.* — ***Rôle de la fréquence cardiaque*** (fig. 6) :

L'augmentation de la fréquence cardiaque à l'exercice musculaire est un phénomène connu depuis la plus haute Antiquité et enregistré depuis longtemps. Le travail classique de Merklen (1926) en rend notamment bien compte.

Cette augmentation, qui se maintient en plateau pour un exercice accompli en état d'équilibre, et peut même légèrement diminuer par rapport à l'augmentation initiale, pour un exercice léger, se poursuit continuellement pour un exercice plus important.

Sans vouloir reprendre, sur le plan physiologique, tous les éléments de la régulation de la fréquence cardiaque, nous rappellerons les points suivants :

5. *2.* 1. — L'automatisme cardiaque est assuré par le tissu nodal (rappelons l'existence d'un « rythme sinusal » dans les conditions du cœur in situ privé de son innervation extrinsèque, ou isolé). Lors d'un exercice musculaire prolongé en état stable, la fréquence cardiaque augmente très lentement, vraisemblablement par l'action sur le tissu nodal de l'élévation de la température centrale (les tissus auto-rythmiques sont tous sensibles à ce facteur). En dehors de ces conditions, le rôle de la température sur la fréquence cardiaque reste peu important.

5. *2.* 2. — La régulation de la fréquence cardiaque est assurée par le pneumogastrique et le sympathique. L'influence du premier est prépondérante (frein vagal), comme l'ont montré les frères Weber * au siècle dernier, car la fréquence cardiaque de repos est augmentée après vagotomie double. L'accélération cardiaque à l'exercice musculaire correspond donc à la fois à la levée du frein vagal et la mise en jeu de l'accélérateur sympathique. Il est d'ailleurs remarquable de constater qu'à l'exercice musculaire l'accélération de la fréquence cardiaque persiste malgré l'élévation concomitante de la pression artérielle qui, en d'autres circonstances, susciterait une bradycardie secondaire compensatrice.

5. *2.* 3. — En tout état de cause, la fréquence cardiaque augmente brusquement, dès les premières secondes de l'exercice musculaire (« accrochage » de la fréquence), et ceci peut être bien mis en évidence par l'emploi de la transmission de l'E. C. G. par ondes courtes (v. notamment : Parrot et coll., 1960).

5. *2.* 4. — Il existe une relation linéaire étroite entre la fréquence cardiaque et la consommation d'oxygène, à tel point que l'on peut déterminer l'une par l'autre; nous y reviendrons plus loin (test d'Astrand et Ryhming, 1954).

5. *3.* — ***Variations de la pression artérielle.*** — Comme le souligne Kayser (1947) « la facilité avec laquelle on peut mesurer la pression artérielle chez l'Homme a conduit très tôt les expérimentateurs à en rechercher les variations pendant le « travail ».

Ces variations seront la résultante :

5. *3.* 1. — Des dimensions globales de la résistance périphérique. — On admet en effet, sous les réserves énoncées plus haut, que la vaso-dilatation des muscles en activité n'est que partiellement compensée par la vaso-constriction en d'autres territoires.

---

* Rappelons que cette expérience célèbre, dont les résultats ont été publiés en 1845, démontrait le premier exemple connu d'action nerveuse inhibitrice.

5. *3.* 2. — De l'augmentation du débit cardiaque. — L'ensemble se traduit par une élévation de la pression artérielle moyenne, prédominant surtout sur la pression systolique. Cette élévation ne dépasse guère 4 ou 5 cm de Hg pour des exercices déjà importants. Pour des exercices intenses et très brefs, ne pouvant être prolongés longtemps, la pression peut atteindre 20 à 25 cm de Hg.

Par contre, la pression diastolique s'élève beaucoup moins que la pression systolique. Elle tendrait même à diminuer pour des exercices importants (Rubinstein et coll., 1962). Comparativement aux variations de la pression systolique, il existe donc une augmentation de la pression différentielle.

L'intérêt de la mesure des variations de la pression artérielle lors de l'exercice musculaire ne réside plus actuellement que dans une utilisation facile, pour certains tests d'aptitude physique (v. chap. III, 1), mais est actuellement passé au second plan derrière la télé-mesure de la fréquence cardiaque ou l'étude de l'E. C. G.

5. *4.* — ***Débit coronaire.*** — Chez l'Homme le débit coronaire est approximativement de 250 ml/mn soit à peu près 5 % du débit cardiaque (v. notamment Bing et coll., 1960). La méthode du xénon radio-actif permet de mesurer un débit de 50 ml/ mn pour 100 g de myocarde pour la coronaire droite, et 80 ml/mn pour 100 g de myocarde pour la coronaire gauche dont le territoire est plus important (Lesbre et coll., 1968).

A l'effort, la consommation d'oxygène myocardique passe de 8 à 10 ml/ mn à 50-60 ml/mn pour 100 g de myocarde. C'est là le phénomène premier lié à l'augmentation du niveau métabolique des cellules myocardiques.

La circulation coronaire s'y adapte essentiellement par une augmentation du débit coronaire de 100 à 600 % (v. notamment Gregg et Fischer, 1963).

Cette augmentation de débit intervient dès le début de l'activité musculaire et elle est proportionnelle à l'intensité de celle-ci. Elle repose sur les possibilités de vaso-dilatation active de l'ensemble du réseau coronarien : elle définit la « réserve coronarienne » chez le sujet normal.

Le mécanisme intime de l'adaptation parfaite et immédiate du débit coronaire à l'effort tient à une autorégulation du tonus vaso-constricteur artériolaire, régi en permanence par un facteur humoral non encore identifié avec certitude (peut-être s'agit-il des dérivés des nucléotides myocardiques) et libéré au prorata de l'anoxie cellulaire.

Ainsi le débit coronaire est-il, en toutes circonstances chez le sujet normal, adapté aux besoins en oxygène de la cellule myocardique.

C'est par l'intermédiaire de la modification de la consommation d'oxygène et du travail externe et interne myocardique qu'interviennent tous les facteurs traditionnels impliqués dans la régulation du débit coronaire : pression artérielle, fréquence cardiaque, débit cardiaque, système nerveux extrinsèque, facteurs humoraux, catécholamines notamment.

Tous les facteurs diminuant le « travail » du cœur et la consommation d'oxygène diminuent parallèlement le débit coronaire; ainsi en est-il de la mise en jeu du système cholinergique.

Tous les facteurs augmentant le travail cardiaque et la consommation d'oxygène myocardique augmentent parallèlement le débit coronaire : c'est le cas de tous les autres facteurs énumérés plus haut.

VI. — ADAPTATION RESPIRATOIRE

Elle consiste essentiellement en l'augmentation du débit ventilatoire $\dot{V}$. Cette augmentation est linéairement proportionnelle à la puissance pour un exercice d'intensité croissante et la pente de cette relation augmente fortement pour un exercice intense (Krogh et Lindhard, 1913 et 1919). La ventilation maximale possible semble être de 100 à 120 l/mn environ chez les athlètes bien entraînés (fig. 7).

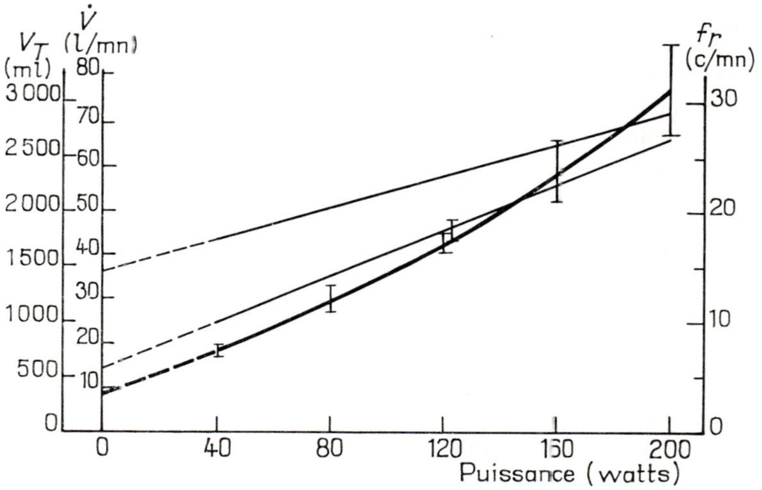

FIG. 7. — *Adaptation de la ventilation* ($\dot{V}$), *du volume courant* (V_T) *et de la fréquence respiratoire* (f) *à l'exercice musculaire.*

La fréquence et le volume courant sont des fonctions linéaires de l'exercice, alors que $\dot{V}$, produit de ces deux grandeurs, en est une fonction du second degré.

Cette augmentation affecte à la fois le volume courant et la fréquence, et en raison du rôle de l'espace mort, on sait qu'il vaut mieux la faire porter, par l'entraînement, préférentiellement sur le volume courant, pour assurer une meilleure ventilation alvéolaire ($\dot{V}_A$).

L'adaptation respiratoire à l'exercice musculaire a été particulièrement bien étudiée par de nombreux physiologistes (v. notamment les revues générales de : Brouha, 1964; Denolin, 1958; Dejours, 1959, 1963 et 1964; Asmussen, 1965 etc...).

Il existe également ici un phénomène d' « accrochage ventilatoire » (comme nous l'avons vu plus haut pour la fréquence cardiaque), le débit ventilatoire augmentant dès le début de l'exercice musculaire (Dejours et coll., 1954 et 1955).

6. *1.* — *Volume courant* (V_T). — Son augmentation lors de l'exercice musculaire se fait normalement aux dépens du volume de réserve inspiratoire et du volume de réserve expiratoire, tout au moins dans le cadre d'un exercice avec état stable, lors duquel le sujet trouve son « souffle second ».

Par contre, si l'exercice est incompatible avec un état stable, le volume courant diminue et se déplace dans le volume de réserve inspiratoire : c'est l'essoufflement.

6. *2.* — *Fréquence respiratoire* (f) — Son augmentation, en fonction de l'intensité de l'exercice musculaire, est plus linéaire que celle du volume courant, jusqu'à une fréquence maximale d'environ 30 à 40 (fig. 7).

Comme pour la fréquence maximale cardiaque (qui sera étudiée plus en détail dans le chapitre VI, relatif à l'exploration cardiaque elle-même), la notion de fréquence respiratoire maximale à l'exercice musculaire est une valeur limite importante. En effet, si la fréquence respiratoire augmente, au-delà de 30 à 40, pour des exercices très intenses, cette valeur suscite une diminution du volume courant, l'ensemble conditionnant alors l'essoufflement, c'est-à-dire, en définitive, l'inefficacité fonctionnelle de la ventilation.

Il semble d'ailleurs bien acquis, comme pour la fréquence cardiaque maximale, que la fréquence respiratoire maximale à l'exercice musculaire, décroît avec l'âge. Elle est d'autre part fonction de la taille, du sexe et de l'état d'entraînement (v. notamment : Astrand, P. O., 1952 et Astrand, I, 1960).

6. *3.* — *Ventilation alvéolaire* ($\dot{V}_A$) *et consommation d'oxygène.* — La ventilation totale $\dot{V}$ est fonction de la consommation d'oxygène $\dot{V}_{O_2}$, que nous avons déjà eu l'occasion d'évoquer plus haut. Mais, sur le plan fonctionnel, il est fondamental de considérer la relation qui existe entre $\dot{V}_{O_2}$ et la ventilation alvéolaire $\dot{V}_A$.

La ventilation alvéolaire $\dot{V}_A$ représente le débit d'air qui a réellement pris part aux échanges alvéolo-capillaires, alors que la ventilation totale comprend en outre le débit d'air qui a ventilé l'espace ou volume mort V_D, et n'a pas pris part à ces échanges.

On sait que :

$$\dot{V} = V_T \times f$$

et

$$\dot{V}_A = V_T - V_D \times f$$

soit

$$\dot{V}_A = \dot{V} - V_D f$$

On distingue habituellement le volume mort « anatomique » ou « en série » (trachée, bronches et bronchioles non respiratoires : environ 170 ml chez l'adulte), l'espace mort « physiologique » ou « en parallèle », qui comprend en plus les alvéoles ventilés et non irrigués, et l'espace mort « instrumental » qui peut être en adjonction (volume entre un masque respiratoire et la peau) ou en soustraction (trachéotomie).

La porportionnalité linéaire de $\dot{V}_{O_2}$ en fonction de l'intensité de l'exercice, jusqu'à un plateau, est connue depuis longtemps (v. ci-dessus 1,2). Ceci, rappelons-le, ne signifie pas que l'organisme puisse assumer immédiatement l'augmentation nécessaire de $\dot{V}_{O_2}$, d'où la notion de dette d'oxygène rappelée plus haut.

Cette augmentation linéaire de $\dot{V}_{O_2}$ a été maintes fois vérifiée ensuite, à tel point que l'on a proposé d'exprimer indirectement une puissance fournie par l'indication de la $\dot{V}_{O_2}$ correspondante. Cette proposition, qui peut paraître a priori peu justifiée sur le plan de la physique, est plus acceptable sur le plan physiologique, en partant du principe que le métabolisme à un moment donné est le témoin de l'activité physique au même moment, si l'organisme est en état d'équilibre.

On peut donc également tenter de rapporter les variations de $\dot{V}_{O_2}$ à celles d'autres paramètres susceptibles d'évoluer lors de l'exercice musculaire. Nous aurons occasion, dans le chapitre suivant, d'étudier ces variations en fonction de la fréquence cardiaque (monogramme d'Astrand et Ryhming). On peut évidemment aussi bien les rapporter à divers paramètres respiratoires.

A la suite d'autres auteurs, Rossier et coll. (1962) indiquent que la variation de $\dot{V}$ en fonction de $\dot{V}_{O_2}$ n'est pas exactement linéaire et croît plus vite au-dessus d'une $\dot{V}_{O_2}$ de 2 l/mn. environ. Mais la variation de $\dot{V}_A$ est beaucoup plus linéaire par rapport à celle de $\dot{V}_{O_2}$ (Pitteloud, 1958).

6. *4.* — ***Mécanisme de l'augmentation de $\dot{V}$ à l'exercice musculaire.*** — On sait la complexité et la multiplicité des facteurs de la régulation ventilatoire. Très succinctement, rappelons que cette régulation ajuste le fonctionnement automatique des centres respiratoires, lié à la fois à l'instabilité spontanée du potentiel de membrane des centres réticulaires respiratoires (comme pour le tissu nodal), et à leur sensibilité au CO_2.

La régulation peut être de nature réflexe (mécano-récepteurs alvéolaires et ostéo-articulaires), avec une liaison à d'autres fonctions (pression artérielle, déglutition). En outre, peuvent intervenir des mécanismes supplémentaires de défense en apnée et, chez l'Homme, le rôle modificateur de la volonté.

Quelle est la part respective de chacun de ces facteurs dans l'augmentation de $\dot{V}$ à l'exercice musculaire?

On pourrait penser, à première vue, que les stimulus de nature chimique sont prépondérants ici, en raison même des modifications métaboliques suscitées par l'exercice musculaire. Ils ne peuvent cependant pas rendre compte de l'élévation immédiate de $\dot{V}$ dès les premières secondes de l'exercice, et même parfois avant (par ex. à la ligne de départ d'une course de vitesse).

Il faut donc admettre le rôle prépondérant d'un stimulus neurogénique au début même de l'exercice musculaire (pendant les 15 premières secondes de cet exercice, pour Dejours, 1959). Ce rôle continue à s'exercer pendant tout l'exercice musculaire : Dejours (1954) a montré qu'un exercice musculaire effectué passivement, par un sujet couché, suscite une élévation assez notable de $\dot{V}$, quoique évidemment moins importante que pour le même exercice effectué activement par le sujet dans la même position.

Tels sont, succinctement rappelés, les divers mécanismes d'adaptation de l'organisme à l'exercice musculaire. Il est évident que ces mécanismes connaissent une limite (cf. l'exemple historique du coureur de Marathon), bien établie en matière de record sportif. En matière d'exploration fonctionnelle d'effort, l'intérêt de ces diverses limites nous a paru justifier de reprendre l'étude de leur nature dans le chapitre suivant.

CHAPITRE II

LES MÉCANISMES PHYSIOLOGIQUES DE LA LIMITATION DE L'EXERCICE MUSCULAIRE

I. — INTRODUCTION

Les méthodes d'évaluation de l'aptitude physique au travail musculaire visent à définir les limites des performances physiologiques d'un groupe musculaire déterminé. En d'autres termes, il s'agit de savoir comment il est possible de prévoir, pour un organisme donné, sa capacité d'effectuer un certain travail physique ou, plus exactement, de développer une certaine puissance mécanique.

Le muscle est un effecteur de puissance mécanique, commandé par un train de signaux délivré par le système nerveux, et qui emprunte — *in fine* — son énergie à la combustion de substrats organiques. Si ces deux conditions sont remplies (commande et énergie), le muscle peut effectuer un certain travail, c'est-à-dire engendrer des forces et faire varier sa longueur, ce qui déplace un système de leviers ostéoarticulaires et crée le mouvement, donc le travail.

Les limitations du travail, et plus exactement de la puissance mécanique (travail développé par unité de temps) devraient donc se situer, d'un point de vue théorique, à trois niveaux :

— celui de l'insuffisance des signaux de commande (les paralysies en sont un exemple caricatural),

— celui des gènes mécaniques du mouvement. On ne traitera pas, ici, le problème de la dépense énergétique d'un muscle commandé en conditions statiques (dans le cas d'un blocage articulaire, par exemple),

— celui, enfin, du niveau énergétique.

Seul ce dernier point de vue est du domaine de ce chapitre. De plus, nous n'envisagerons qu'une seule des faces du problème. En effet, la libération de l'énergie métabolique repose, en définitive, sur les oxydations de combustibles (les substrats organiques) par le comburant gazeux (l'oxygène), par l'intermédiaire d'un enchaînement enzymatique complexe lié aux structures cellulaires, et tout spécialement, mitochondriales.

La raison d'être de la fonction respiratoire, au sens le plus général du concept, est l'apport de cet oxygène. Il est réalisé par un enchaînement d'étapes successives qui le mène de l'atmosphère aux mitochondries.

Ces trois étapes sont, successivement :
— l'étape tissulaire,
— l'étape sanguine,
— l'étape pulmonaire.

II. — L'ÉTAPE TISSULAIRE

2. *1.* — ***La capacité aérobique.*** — L'étape tissulaire correspond à la livraison de cet oxygène par les circulations sanguines locales, grâce à sa diffusion dans le milieu extra-cellulaire et le milieu intra-cellulaire. On sait que le débit de prise d'oxygène n'est égal à celui de sa consommation qu'en période d'équilibre, après un déficit passager, la « dette » d'oxygène (v. chap. I, **1.** *4*).

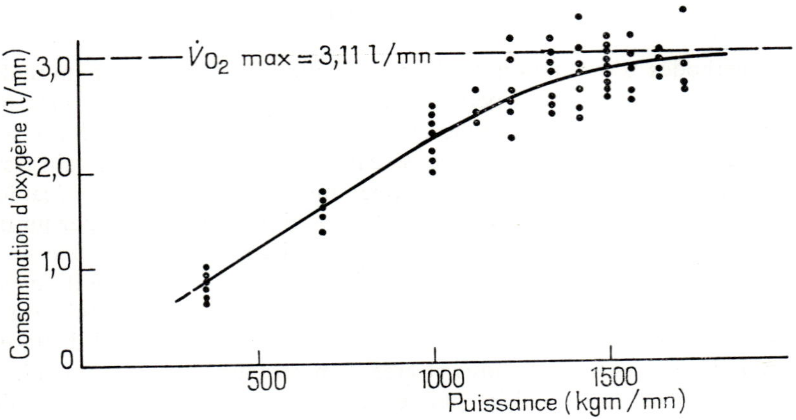

FIG. 8. — *Valeur de la consommation d'oxygène ($\dot{V}_{O_2}$), mesurée chez un même sujet au cours d'épreuves successives, réalisées sur une bicyclette ergométrique à différents niveaux de puissance* (1 kgm/mn correspond à 0,1635 watt).

Pour ce sujet, $\dot{V}_{O_2}$ croît linéairement jusqu'à 200 watts. La valeur maxima ou « capacité aérobique », 3,11 l/mn, est atteinte pour 275 watts.

A noter qu'il s'agit d'une valeur moyenne car il existe une certaine dispersion des valeurs mesurées, même pour un même sujet (d'après Wyndam et coll. 1959).

Au moment de cet équilibre, il y a ajustement du ravitaillement pulmonaire à la livraison tissulaire. Il est alors possible de mesurer une prise d'oxygène atmosphérique égale à la consommation tissulaire. Seule cette condition d'équilibre (dite aérobique) permet le développement d'une puissance mécanique d'origine musculaire pendant une certaine durée. Cela correspond à la capacité maximale de travail en condition aérobique, ou « *capacité aérobique* ».

Au-delà de ce seuil, l'énergie provient de sources anaérobiques, productrices d'acide lactique, origine du déséquilibre progressif de l'homéostasie.

La limite de la puissance musculaire est atteinte. La mesure de la capacité aérobique, exprimée par la consommation d'oxygène maximale ($\dot{V}_{O_2}$ max.), constitue une base de référence à tous les tests d'exploration fonctionnelle respiratoire de l'effort. Elle est de l'ordre d'une *dizaine* de fois celle de la consommation de repos (fig. 8).

2. *2.* — ***La masse cellulaire active.*** — Le maximum de puissance qui peut être développé dépend de la fraction de la masse musculaire mise en œuvre. On définit une activité musculaire « générale » quand deux tiers de la musculature sont intéressés par l'exercice, ce qui correspond à une proportion importante de la masse corporelle. En effet, sachant que la musculature squelettique représente 40 % de cette masse totale (soit une trentaine de kg pour un individu du sexe masculin, de 70 kg), l'activité générale nécessaire pour atteindre la capacité aérobique correspond à la contraction de 20 kg de muscles striés.

Ces relations schématiques étant connues, il se révèle nécessaire, dans le dessein de comparer des sujets à des normes, de rapporter les valeurs de la $\dot{V}_{O_2}$ maximale à des données biométriques standards. Ce sont les classiques mesures anthropométriques, telles que la taille, la masse et la surface corporelle.

Mais en fait, la meilleure référence à laquelle il convient de rapporter la dépense énergétique cellulaire accrue par l'exercice, ainsi d'ailleurs que toutes les autres grandeurs de la fonction respiratoire (débit cardiaque, volume global des hématies, etc.), est *la masse cellulaire active.* C'est notamment un critère sur lequel, à la suite d'Astrand et d'autres auteurs, vient d'insister Buchberger (1971) qui a rapporté la consommation d'oxygène à la masse maigre.

On désigne ainsi l'ensemble des cellules qui offrent une activité respiratoire importante par rapport à leur masse. Cette définition exclut les cellules surchargées de matières de réserve inactives métaboliquement, c'est-à-dire les cellules adipeuses. Il est commode d'identifier la masse cellulaire active avec *la masse maigre corporelle.*

Cette référence à la masse maigre permet de comparer, entre eux, des groupes de sujets différents, en faisant abstraction de la variable individuelle, c'est-à-dire la graisse.

On savait, d'ailleurs, empiriquement, que l'aptitude à l'effort physique était généralement d'autant plus développée que le sujet était moins enveloppé dans ses dépôts lipidiques. L'appréciation fondée sur le coup d'œil de l'entraîneur reçoit, ainsi, sa justification théorique. On ne peut que regretter que les méthodes de mesure soient encore trop complexes pour être à la portée de tout centre standard d'exploration fonctionnelle.

III. — L'ÉTAPE SANGUINE

L'étape sanguine assure le transport de l'oxygène de l'échangeur pulmonaire qui ravitaille les tissus qui consomment. On sait que l'hémoglobine fonctionne comme transporteur entre ces étapes, grâce à ses propriétés de combinaison réversible avec l'oxygène. La convection du transporteur hémoglobinique est assurée par la circulation sanguine mue par le myocarde et distribuée par les vascularisations locales, « grande » et « petite », c'est-à-dire systémique et pulmonaire. L'importance de cette fonction circulatoire, dans le cadre de la fonction respiratoire, sera démontrée dans le chapitre V consacrée à *l'exploration fonctionnelle circulatoire.*

Rappelons que, pour assurer la livraison tissulaire, un certain débit de sang ($\dot{Q}$) doit se charger en oxygène au niveau pulmonaire. La différence, entre le débit d'oxygène chargé au niveau pulmonaire et celui qui est déchargé au niveau tissulaire, représente la consommation d'oxygène ($\dot{V}_{O_2}$).

Symboliquement, cela s'exprime par la loi de la conservation de la matière, en l'espèce de l'oxygène.

$$\dot{V}_{O_2} = \dot{Q}Ca_{O_2} - \dot{Q}C\bar{v}_{O_2}$$

formule où Ca_{O_2} et $C\bar{v}_{O_2}$ représentent, respectivement, la concentration d'oxygène dans le sang artériel (Ca_{O_2}) et la concentration d'oxygène dans le sang veineux mêlé ($C\bar{v}_{O_2}$), quand il s'agit du débit cardiaque $\dot{Q}$ pour l'organisme *in toto*.

On appelle différence artério-veineuse (ou d. a. v) en oxygène la différence $Ca_{O_2} - Cv_{O_2}$. Cette différence peut être :

— générale = $Ca_{O_2} - C\bar{v}_{O_2}$ (avec $C\bar{v}_{O_2}$ défini ci-dessus);

— locale = $Ca_{O_2} - Cv_{O_2}$ (où Cv_{O_2} = concentration du sang efférent d'un organe donné).

Dans de telles formules, Ca_{O_2} est à peu près constant, quelque soit le point de prélèvement artériel. Mais Cv_{O_2} varie évidemment beaucoup selon le métabolisme de l'organe considéré. Il est usuel de considérer que l'oreillette droite est le premier niveau dans lequel on peut prélever du sang réellement mêlé

En conditions aérobiques, cette $\dot{V}_{O_2}$ croît jusqu'à sa valeur maximale : $\dot{V}_{O_2}$ maximale.

Les deux concentrations sont fonction du gradient des pressions partielles de l'oxygène mais aussi de la concentration sanguine d'hémoglobine susceptible d'être mise en jeu. On conçoit, alors, qu'à côté du problème circulatoire proprement dit, *la mesure de la quantité d'hémoglobine* disponible soit un facteur intéressant à connaître pour évaluer les possibilités de performance d'un sujet.

L'hémoconcentration, évoquée plus haut (v. chap. I, **4**) modifie évidemment aussi les possibilités de transport d'O_2.

D'après la formule ci-dessus, il apparaît évident que la $\dot{V}_{O_2}$ maximale ne peut croître qu'en fonction d'au moins un de ces facteurs :

— le débit cardiaque $\dot{Q}$,

— la différence artério-veineuse globale $Ca_{O_2} - C\bar{v}_{O_2}$.

3. *1.* — ***La différence artério-veineuse en*** O_2 ne peut croître indéfiniment. En fait, c'est à peine si elle double et, encore, cela n'intervient que tardivement au cours d'un effort submaximum.

— Ca_{O_2} n'est que très légèrement accrue, en raison même de la forme de la courbe de dissociation de l'hémoglobine, qui est presque saturée à la pression partielle d'oxygène artérielle normale (95 mm de mercure) (v. fig. 4).

— $C\bar{v}_{O_2}$ décroît fortement, mais atteint aussi une limite.

En effet, comme son nom l'indique, la concentration de ce sang veineux mêlé est le résultat du mélange du sang veineux provenant des muscles en activité (donc très désaturé), mais aussi des autres territoires qui conservent sensiblement la même activité métabolique, c'est-à-dire une désaturation veineuse équivalente à celle du repos.

3. *2.* — ***Le débit cardiaque,*** qui peut augmenter de près de cinq fois sa valeur de repos, est fonction du produit de deux facteurs : le volume éjecté par systole et la fréquence de cette éjection (v. chap. I, **5**).

Les variations du volume systolique comme nous l'avons vu (chap. I, **5.** *1*) sont moindres que celles de la fréquence cardiaque. La mobilisation du volume systolique de réserve ne peut dépasser 50 % de sa valeur de base.

Au contraire, la fréquence cardiaque peut tendre vers une valeur maximale, presqu'égale au triple de sa valeur de repos, au cours d'épreuves de recherche de la capacité aérobique, soit une valeur de l'ordre de 180 par minute. La facilité de mesure en fait une grandeur de choix dans la détermination indirecte de la « $\dot{V}_{O_2}$ maximale ».

L'accroissement de la fréquence cardiaque jusqu'à une valeur maximum importante est un facteur limitatif de la puissance musculaire. Cet accroissement est subordonné à un double ensemble de signaux de commande, soit intrinsèques (ceux du rythme sinusal), soit extrinsèques (le système nerveux végétatif, surtout adrénergique libérant des catécholamines). Ces signaux de commande contrôlent, à la fois, la fréquence cardiaque (effet chronotrope positif) et l'accroissement adéquat de la force et de la puissance mécanique myocardique (effet inotrope positif).

Si les forces développées se révèlent insuffisantes en regard des nécessités de la mobilisation d'un certain débit, ou par rapport aux résistances artérielles, en aval trop importantes, le service de transport sanguin de l'oxygène peut ne pas couvrir les besoins tissulaires. Au centre de ces besoins, se placent ceux du myocarde.

3. *3.* — ***La perfusion coronarienne*** (v. chap. I, **5.** *4*). — Le myocarde, comme tous les muscles qui doivent développer une puissance mécanique accrue par l'exercice musculaire, ne peut le faire qu'au prix d'une dépense énergétique métabolique.

Une perfusion coronarienne, assurant la livraison d'un débit d'oxygène ajusté aux besoins de la respiration tissulaire myocardique, est une condition indispensable à la réalisation d'une fonction circulatoire adéquate. A défaut, cela peut être un facteur limitatif de l'exercice.

Chez le sujet sain, l'augmentation des besoins en oxygène myocardique à l'exercice est couverte exclusivement par le seul mécanisme d'augmentation du débit coronaire. Il n'y a pas chez lui d'augmentation de la différence artério-veineuse coronarienne; en effet, au repos déjà, l'extraction coronarienne en oxygène est très élevée : la différence artério-veineuse coronarienne est, avec ses 14 volumes pour cent, la plus élevée de tout l'organisme. La saturation du sang efférent du sinus coronaire est la plus basse de toute l'économie avec une concentration d'oxygène de 4,5 volumes pour cent.

Chez le coronarien, par contre, intervient un second mécanisme : l'augmentation de la différence artério-veineuse coronarienne. Chez lui, en effet, les possibilités de vaso-dilatation actives sont faibles ou nulles, du fait de la rigidité des parois artérielles. *La réserve coronarienne est inexistante et le coronarien travaille en permanence aux limites supérieures de son débit coronaire.* A l'effort, il ne peut donc y avoir chez lui d'augmentations significatives du débit coronaire, et l'augmentation des besoins métaboliques du myocarde devra être couverte :

a) si possible, par une augmentation de la différence artério-veineuse coronarienne avec désaturation majeure du sang veineux du sinus coronaire,

b) par la mise en jeu d'un métabolisme myocardique *anaérobie* dont témoigne :

— l'apparition de lactates dans le sang du sinus coronaire,

— le développement de signes ischémiques à l'E. C. G.,

— la douleur angineuse à un stade plus tardif.

Le même déséquilibre entre besoin myocardique en oxygène et apport peut s'observer chez un sujet à coronaires saines :

— lors d'un effort musculaire exceptionnellement intense, excédant les possibilités du métabolisme myocardique aérobie,

— lors d'une réduction des possibilités de transport sanguin de l'oxygène, que ce soit par anémie aiguë ou par hypoxémie sévère et quelle que soit son origine, pulmonaire ou non,

— lors de modifications des conditions de l'hémodynamique, que ce soit celles du rétrécissement ou de l'insuffisance aortiques, ou bien celles de l'hypertrophie myocardique.

Nous touchons donc là à l'un des facteurs limitatifs fondamentaux de l'adaptation à l'effort, du moins dans le domaine de la pathologie.

Chez le sujet en état d'exercice musculaire, l'organisation de la fonction circulatoire doit en effet faire face, non seulement à l'accroissement de ses besoins métaboliques généraux, mais encore aux besoins de son homéostasie.

— *Au niveau circulatoire*, cette homéostasie doit se traduire par un maintien approximatif de la pression artérielle systémique, malgré des résistances périphériques musculaires effondrées. C'est en effet la condition nécessaire à l'irrigation des coronaires, c'est-à-dire à leur ravitaillement en combustible et comburant.

— *Au niveau respiratoire*, cette homéostasie doit se traduire par le maintien à des valeurs sensiblement constantes des pressions partielles d'oxygène et de CO_2, et du pH sanguin.

IV. — L'ÉTAPE PULMONAIRE

L'étape pulmonaire assure l'hématose du sang veineux mêlé (de concentration $C\bar{v}_{O_2}$) en sang artérialisé (Ca_{O_2}). Ce ravitaillement, effectué au niveau de l'échangeur gazeux pulmonaire, est régi par des lois physiques simples. Seules sont compliquées les structures du système thoraco-pulmonaire qui permet cette fonction. La relation entre pression partielle de l'oxygène (P_{O_2}) et concentration du sang en oxygène (Ca_{O_2} ou $C\bar{v}_{O_2}$) définit la courbe de dissociation de l'hémoglobine (v. fig. 4). La pression partielle en cause est celle qui est réalisée au niveau des alvéoles pulmonaires (PA_{O_2}). C'est la pression du gaz alvéolaire qui n'est séparé du sang que par une membrane mince à travers laquelle les échanges se font par diffusion, c'est-à-dire par transfert d'un certain débit d'oxygène de la zone de plus haute pression partielle (l'alvéole) vers une zone de pression plus basse, au niveau de l'hématie où se trouve l'hémoglobine.

A la sortie du capillaire pulmonaire, en conditions normoxiques (c'est-à-dire de pression partielle d'oxygène normale : celle qui règne au niveau de la mer, en atmosphère d'air), les deux pressions, alvéolaire et capillaire, sont égales.

Cependant, le sang artériel est légèrement plus pauvre en oxygène que ne le voudraient les conséquences de cette règle : la pression partielle artérielle d'oxygène Pa_{O_2} est inférieure à PA_{O_2}. L'écart entre ces deux pressions partielles est communément dénommé « gradient d'oxygène » (cf. tableau I). Il existe plusieurs raisons à cette différence, surtout chez le sujet atteint d'affection pulmonaire. En dehors des troubles de la diffusion alvéolo-capillaire et même chez un sujet normal au repos physique, une partie du sang veineux mêlé court-circuite les alvéoles où se fait l'hématose et contamine directement le sang artériel. Un accroissement du non ajustement de la ventilation des alvéoles à leur perfusion peut être aussi un facteur limitant les possibilités du ravitaillement pulmonaire en oxygène, pour un débit de perfusion capillaire pulmonaire, c'est-à-dire pour un certain débit cardiaque.

4. *1.* — ***La ventilation pulmonaire.*** — La pression partielle alvéolaire d'oxygène dépend des conditions de renouvellement de ce gaz dont une grande partie n'est pas directement mobilisable (volume résiduel), même avec des mouvements ventilatoires d'amplitude maximale. L'efficacité de ce renouvellement peut être calculée grâce au concept de ventilation alvéolaire ($\dot{V}_A$) et de volume mort (V_D) (v. chap. I, **6.** *3*).

Au cours de l'exercice musculaire, V_D est sensiblement constant, f croît ainsi que le volume courant V_T ($\dot{V} = f \cdot V_T$), c'est-à-dire que la ventilation alvéolaire efficace croît plus rapidement que celle, gaspillée, du volume mort. Il est possible d'établir des relation quantitatives entre toutes ces grandeurs et de tenter de prévoir ainsi les limites permises. La plus simple de ces relations est celle qui permet de comparer $\dot{V}_{O_2}$ à la ventilation $\dot{V}$. *L'équivalent respira-*

toire $\frac{\dot{V}}{\dot{V}_{O_2}}$, coefficient sans dimension, représente le nombre de litres que le système pulmonaire doit ventiler pour prélever un litre d'oxygène. La ventilation sera d'autant moins efficace que ce quotient sera plus élevé ($N \leqslant 35$). Les sujets inadaptés à l'effort tendent à hyperventiler inutilement, quand la limite de leur tolérance est atteinte. C'est ce qui se produit déjà avant que la capacité aérobique ne soit développée. Le seuil de l'élévation de l'équivalent respiratoire correspond, approximativement, à la puissance maximale supportée (P. M. S.), en régime ventilatoire stable (fig. 10).

4. *2.* — ***La mécanique ventilatoire.*** — Le renouvellement périodique ventilatoire est assuré par les mouvements en va-et-vient du soufflet thoraco-pulmonaire. Comme tous les systèmes en mouvement, il est mu par des muscles : les muscles striés ventilatoires. On peut appliquer à ces muscles les règles établies au début de ce chapitre : signaux de commande, limites dynamiques et besoin énergétiques.

Ces trois types de facteurs physiologiques ont été invoqués dans les tentatives d'explication du maxima des performances ventilatoires, considérées comme éléments déterminants des limites au ravitaillement en oxygène.

En fait, il semble se confirmer que la capacité aérobique (tout au moins en conditions normoxiques et pour des sujets normaux) ne trouve pas son goulot d'étranglement au niveau pulmonaire.

Toutefois, cela ne peut être vrai pour les insuffisants et les incapables respiratoires. Est réputé *insuffisant* l'individu qui, déjà au repos, présente des troubles de son milieu intérieur respiratoire (Pa_{O_2}, Pa_{CO_2}, pHa), tandis que *l'incapable respiratoire* ne devient insuffisant que pour des niveaux métaboliques inférieurs à ceux que soutiennent des sujets normaux biométriquement comparables.

Il convient, alors, d'explorer chacun des trois groupes de facteurs. Les possibilités actuelles de cette investigation sont variables.

4. *2.* 1. — **Les signaux de commande.** — Les signaux de commande sont ceux du système neuro-ventilatoire. Cet appareil de contrôle n'est que très rarement exploré tant sont décevants les moyens disponibles, en regard de la complexité des mécanismes (tests d'apnée sans effort ventilatoire ou avec effort manomètré : test de Flack).

4. *2.* 2. — **L'énergétique ventilatoire.** — L'énergétique ventilatoire est un poste de dépense représentant une partie diversement appréciée dans le bilan énergétique global. Sa mesure ne peut être réservée qu'à des laboratoires très spécialisés, contrairement à l'étude de la mesure de la dépense énergétique globale (capacité aérobique). Si on lie ces deux postes à leur masse musculaire respective (plus de 20 kg pour l'activité générale d'une part, et à peine quelques kilogrammes pour les muscles ventilatoires, d'autre part), on comprendra qu'il est fort improbable que les facteurs énergétiques ventilatoires soient limitatifs de l'exercice musculaire.

4. *2.* 3. — **La dynamique ventilatoire.** — La dynamique ventilatoire est, au contraire, au centre des débats. Il existe tout un arsenal de techniques plus ou moins sophistiquées et d'intérêts fort différents permettant d'évaluer, avec plus ou moins de précision, les facteurs géométriques (volume), statiques et dynamiques (débit et pression) de la ventilation pulmonaire, tant au cours de l'exercice qu'au repos physique. Ce sont elles qui sont mises en œuvre dans *l'exploration fonctionnelle de l'étape pulmonaire de la fonction respiratoire.* Ces méthodes démontrent que les mécanismes limitatifs ventilatoires de l'exercice, quand ils existent, sont surtout déterminés par un processus dynamique de compression bronchique, au cours de l'expiration.

CHAPITRE III

CONDITIONS PRATIQUES DE L'EXPLORATION FONCTIONNELLE D'EFFORT : PRODUCTION D'UN EFFORT MESURABLE ET GRANDEURS PHYSIOLOGIQUES MESURABLES

Pour évidente qu'elle paraisse sur le plan physiologique, la nécessité même de la mesure quantitative de l'exercice musculaire ne s'est imposée que récemment. Ce n'est pourtant qu'à partir d'une valeur de puissance mesurable que l'on peut déterminer les diverses valeurs physiologiques correspondantes.

I. — ÉPREUVES PUREMENT EMPIRIQUES

Souvent utilisées en clinique, par simple commodité, elles ne correspondent en fait à rien de mesurable ni même de comparatif, non seulement d'un sujet à l'autre mais chez le même sujet.

La définition physique d'une puissance, en fonction de laquelle l'organisme réagit de manière déterminée, est en effet le rapport d'un travail par un temps $\left(P = \frac{W}{t}\right)$; et celle du travail, le produit d'une force par un déplacement $(W = f \times l)$.

Or les épreuves couramment utilisées en clinique (montée d'un escalier, génuflexions sur un lit, ou effort de lever le talon du plan du lit) ne tiennent précisément compte d'aucun des termes de cette définition.

Quoiqu'ils soient apparemment plus quantitatifs, les tests classiques d'adaptation à l'exercice musculaire (tests de Crampton, de Schneider, Pachon-Martinet, Lian, Ruffier-Dickson, etc...) sont passibles de la même critique. En effet, le poids du sujet, qui est la force couramment mise en jeu dans de tels tests, est évidemment un facteur individuel variable, qui implique donc un travail différent selon les cas; de même le temps lors duquel est accompli ce travail est souvent aléatoire, et toute notion de puissance est, dans ces conditions, assez critiquable. D'autre part ces tests, mis au point pour les sportifs, n'étudient pratiquement que les variations de la fréquence cardiaque ou de la pression artérielle. Ils présentent enfin l'inconvénient majeur de ne pas être reproductibles d'un sujet à l'autre, et, chez le même sujet, de fournir souvent des résultats contradictoires!

Leur seul mérite réside dans la simplicité du matériel nécessaire. Aussi nous a-t-il paru utile, sur le plan pratique, de rappeler sommairement le principe de chacun de ces tests, malgré les réserves fondamentales qu'ils suscitent actuellement.

Le lecteur qui souhaiterait, à leur sujet, plus de détails que nous n'en donnerons ci-dessous pourrait se référer à des traités tels que celui de Fabre, Merklen et Chailley-Bert (1943); Chailley-Bert (1952) ou Scherrer (1967).

1. *1.* — ***Test de Crampton (ou test d'orthoclinostatisme).*** — La fréquence cardiaque et la pression artérielle maximales sont mesurées sur le sujet couché au repos depuis un quart d'heure, puis debout après deux minutes.

On mesure l'augmentation de la pression systolique (ΔP) et de la fréquence cardiaque (Δf), et on détermine l'indice selon la relation :

$$\textit{Indice de Crampton} = 3{,}15 + \Delta P - \frac{\Delta f}{20},$$

La classification étant la suivante :

Insuffisant	:	< 50.
Faible	:	50 à 75.
Moyen	:	75 à 100.
Très bon	:	> 100.

1. *2.* — ***Test de Schneider.*** — C'est une variante du précédent, qui comporte la mesure de la fréquence cardiaque et de la pression artérielle maximale sur le sujet couché depuis 5 minutes, puis debout, puis après un exercice léger (montée et descente 5 fois en 15 secondes d'une marche de 45 cm de hauteur).

Schneider a établi un barème assez complexe (v. *op. cit.*) que nous ne reproduirons pas ici pour ne pas alourdir ces pages. Il comporte une cotation de — 3 à + 3.

1. *3.* — ***Test de Martinet et Martinet-Pachon.*** — Dans le test initial de Martinet, modifié ensuite par Pachon, le sujet effectue 20 flexions sur les jambes, à raison d'une toutes les 2 secondes. On mesure ses variations de pression et de fréquence cardiaque avant et après l'exercice musculaire, et après retour au calme.

Là aussi, un barème assez compliqué (v. *op. cit.*) permet de définir une cotation, qui reste en définitive assez imprécise.

1. *4.* — ***Test de Lian.*** — Il consiste en l'accomplissement d'un pas de gymnastique sur place, avec flexion de la jambe sur la cuisse, pendant 1 minute, au rythme de 2 foulées par minute. On mesure le pouls immédiatement après l'exercice, puis dans le premier quart de chaque minute qui suit.

L'épreuve est cotée en fonction de la durée du retour au calme (très bon pour moins de 2 minutes, mauvais pour plus de 6).

1. 5. — *Test de Ruffier et Ruffier-Dickson.* — C'est une variante du test de Martinet. Le sujet effectue 30 flexions sur les jambes, en 45 secondes (au rythme d'un métronome). La fréquence avant l'exercice étant P_1, celle des 15 premières secondes après, P_2, et celle des 15 dernières secondes de la première minute après, P_3, on a :

$$l'indice\ de\ Ruffier = \frac{(P_1 + P_2 + P_3) - 200}{10}$$

$$\text{et } l'indice\ de\ Ruffier\text{-}Dickson = \frac{(P_2 - 70) + (P_3 - P_1)}{10}$$

Avec l'indice de Ruffier, le sujet est classé de très bon (< 0) à mauvais ($\leqslant 15$), et celui de Ruffier-Dickson de très bon (0, à 2,9) à mauvais (> 8).

1. 6. — *Test de Flack.* — Un autre genre de test qui a connu une fortune considérable en médecine aéronautique, mais qui n'est toujours pas quantitatif, est le test de Flack...

Créé en 1919, le test de Flack consiste à demander au sujet de maintenir une apnée en surpression de 40 mm de Hg le plus longtemps possible, tandis que l'on compte le pouls par tranches de 5 secondes. On peut le rendre complètement inscripteur, par l'enregistrement double et simultané de la pression buccale par électromanométrie et de l'E. C. G. complet (Harichaux et coll., 1968) ou de son signal QRS (Bouverot, Jacquemin et coll., 1960). Ceci présente les avantages d'une lecture différée possible, de la certitude de la bonne exécution du test, et de l'étude possible des déformations de l'E. C. G.

Mais, malgré certaines tentatives, le test de Flack est resté beaucoup plus connu et utilisé sur le plan médico-sportif (surtout en aéronautique) que sur le plan pathologique, car il a peu de valeur en clinique.

Répétons que nous avons voulu préciser la nature de ces divers tests dans le cadre d'un traité qui se veut pratique, *mais que leur valeur ne supporte pas la comparaison avec celle des tests ergométriques actuels.*

II. — ÉPREUVES MESURABLES

Divers tests, maintenant courants en clinique, aboutissent à la production d'un travail mesurable, en utilisant comme force, soit le poids du sujet, soit la mise en jeu d'une activité musculaire quantifiable. Les modalités de l'utilisation clinique de ces divers tests seront précisées dans les chapitres suivants.

2. 1. — *Test de l'escalier.* — Né dans les pays de langue anglaise, le step-test consiste en l'étude de divers paramètres physiologiques en fonction de la montée et descente alternative d'une marche, au rythme d'un métronome ou d'un signal visuel. La hauteur de cette marche a varié dans divers laboratoires de 9 à 22 pouces, soit 22,9 cm à 55,9 cm. Cette dernière valeur est d'ailleurs fort peu physiologique, mais a connu une certaine vogue en matière de sélection militaire, sous le nom de step-test de Harvard.

Ce test a été codifié par Master (1929, puis 1961 et 1964) et Shephard (1967), de manière plus rationnelle, en utilisant la hauteur de 9 pouces (22,9 cm) et ses multiples de deux ou trois marches. La surface horizontale de chaque marche doit être de 25 cm sur 50 cm environ. Une rampe peut être utile dans certains cas (malades fatigués ou âgés). Enfin, il est prudent que ce dispositif, simple à réaliser, soit solidement fixé au sol.

La hauteur idéale varie un peu avec la taille, l'âge et l'état cardiaque du sujet, mais relativement moins avec son poids (Windham et coll., 1963). On doit surtout ne pas perdre de vue la nécessité du maintien d'un état de compatibilité pour le malade. Si la fréquence du rythme imposé est trop faible, le step-test devient pénible et plus dépendant du poids du corps (Shephard, 1970; Wyndham, 1968); si elle est trop élevée, apparaît une diminution du rendement (Shephard, 1967 et 1968) et évidemment un danger cardiaque. La fréquence optimum est comprise entre 60 et 150 battements du métronome par minute.

2. *2.* — ***Tapis roulant.*** — Appareil encombrant et coûteux, le tapis roulant, mû par un moteur, reproduit au mieux l'exercice physiologique courant que représente la marche. Mais il ne permet évidemment de produire un travail précisément mesurable que si le sujet remonte une inclinaison déterminée. Les modèles actuels comprennent donc un dispositif permettant de faire varier la pente exprimée en % (clinomètre) et la vitesse du tapis roulant; on peut ainsi déterminer à 10 % près la consommation d'oxygène sur des monogrammes établis en fonction de la pente et de la vitesse (Workman, 1964; Margaria et coll., 1963; Shephard, 1969).

Selon les divers modèles, la vitesse peut aller de 4 à 40 km/h (cette dernière vitesse étant exceptionnelle). L'appareil doit en outre comporter, au titre du confort et de la sécurité, une rampe manuelle sur un ou deux côtés, une plate forme latérale fixe sur laquelle peut éventuellement passer le sujet, et un bouton d'arrêt en cas d'urgence. Pour les grandes vitesses il est en outre prudent de prévoir un fort tapis mousse de réception à l'arrière de l'appareil.

2. *3.* — ***Bicyclette ergométrique.*** — Ce dispositif classique est connu depuis longtemps, et, en raison de son prix et de son encombrement relativement faibles, est couramment utilisé *. En outre, par rapport aux précédents, c'est le seul qui rende la mesure absolument indépendante du poids du sujet.

Le principe de cet appareil est fort simple : un pédalier met en jeu un volant d'inertie, freiné par un dispositif du genre frein de Prony, soit purement mécanique (courroie avec poids) soit électro-magnétique.

---

* Il en existe de nombreux modèles dans le commerce depuis les dispositifs mécaniques simples du type Monark aux dispositifs plus complexes à régulation électrique et automatique type Fleisch. Leur prix, en 1972, va de 2 500 à 20 000 F. environ, selon les modèles.

Comme le soulignent notamment Cumming (1968) et Shephard (1970) l'étalonnage d'un tel dispositif n'est pas si simple qu'on le croit généralement. Il est plus aisé sur les appareils électromagnétiques que mécaniques (Atkins et coll., 1963 et 1966; Dennison, 1963) dans lesquels une part non négligeable de la puissance développée (de 10 à 20 %) est perdue en frottements non mesurables.

Selon les modèles d'appareils, les notices d'utilisation indiquent le mode de calcul de la puissance fournie (rappelons que 1 CV = 75 Kgm/s. = 736 watts. Donc 1 watt = 0,103 Kgm/s. v. tabl. II). Il est en général basé sur le nombre de tours de pédalier par minute (au rythme imposé par un métronome) et la circonférence du volant d'inertie. En règle générale, les ergocyclomètres comprennent un dispositif assurant, dans une certaine marge de vitesse de pédalage, une auto-régulation soit mécanique (Harrison, 1967)), soit électromotrice (Bonjer, 1956), de la puissance fournie.

TABLEAU II. — ÉQUIVALENCE ENTRE ELLES DES UNITÉS DE PUISSANCE EXPRIMÉES DANS DIVERS SYSTÈMES COURANTS (le Kgm/mn., parfois utilisé en physiologie du travail, n'est pas fondée sur un système physique cohérent).

	W	KW	CV	Kgm/s.	Kgm/mn.
W	1	10^{-3}	$1{,}355 \times 10^{-3}$	0,102	6,12
KW	10^{3}	1	1,355	102	$6{,}12 \times 10^{3}$
CV	735,5	0,735 5	1	75	$4{,}5 \times 10^{3}$
Kgm/s.	9,806 65	$9{,}81 \times 10^{-3}$	$1{,}332 \times 10^{-2}$	1	60
Kgm/mn.	0,163 444	$0{,}163 \times 10^{-3}$	$2{,}22 \times 10^{-4}$	$1{,}669 \times 10^{-2}$	1

De nombreux modèles d'ergocyclomètres ont été proposés. La position assise est la plus courante; mais certains dispositifs permettent le pédalage en position couchée, ou remplacent le mouvement de pédalage par un mouvement manuel de manivelle, ou combinent plusieurs de ces procédés *. Dans le cas de l'ergocyclomètre à manivelle, la limite créée par l'exercice musculaire est cependant plus rapidement atteinte, et la valeur de $\dot{V}_{O_2}$ maximum plus faible que dans le cas de l'ergocyclomètre à pédalier (Astrand, 1961).

La comparaison des avantages et inconvénients de ces divers types d'appareil et du tapis roulant a été bien établie par un rapport de l'O. M. S., 1968 (v. notamment : Andersen, Shephard, Denolin, Varnauskas et Masironi, 1971).

* On a également proposé la position debout. Le lecteur qui souhaiterait plus de détails sur la discussion des diverses méthodes d'ergocyclométrie pourrait par exemple, se référer à Mellerowicz (1966) ou Shephard (1970). La manivelle doit avoir, en ce cas, un rayon de 33 cm, et son axe de rotation doit se situer à 1 m du sol.

Il est à remarquer qu'on a pu reprocher aux ergocyclomètres à pédalier de représenter un mode d'exercice plus usuel chez l'enfant que chez l'adulte, et de susciter l'apparition d'une fatigue musculaire locale avant celle d'une fatigue cardiaque et respiratoire (Shephard et coll., 1968).

III. — MODALITÉS DE L'EXERCICE DEMANDÉ

La notion même d'exploration fonctionnelle d'effort suppose, en dehors de la détermination d'un travail mesurable et du choix des paramètres étudiés, que le praticien ait opté pour une modalité précise sur le double plan :

— de la position de la mesure par rapport à l'exercice musculaire (avant et après, ou avant, pendant et après),

— de la modalité même de l'exercice : niveau à atteindre, progressivement ou pas.

3. *1.* — ***Simultanéité des mesures et de l'exercice musculaire.*** — S'il paraît évidemment nécessaire dans tous les cas d'avoir, à titre comparatif, les épreuves du malade avant l'effort, on peut par contre discuter l'opportunité de les enregistrer pendant l'effort ou après l'effort.

Primitivement les épreuves d'effort ont visé surtout à la mesure des divers paramètres après l'exercice musculaire. Elles étaient donc en fait plus des épreuves de retour au calme que d'effort.

Cette absence de mesures pendant l'effort était due à des raisons purement techniques : échauffement des spirographes, ou ennuis de transmission de l'E. C. G. par exemple. Actuellement, il est possible de pratiquer pendant l'effort :

— des épreuves respiratoires par l'emploi entre autres, en circuit fermé, d'un spirographe réfrigéré de grand volume, et d'un masque à espace mort réduit. Le port d'un trocart de Cournand (artériel et veineux) est également possible. On peut aussi recourir aux méthodes en circuit ouvert, avec sac de Douglas,

— des épreuves cardiaques, notamment par la transmission de l'E. C. G. à distance,

— la mise en place de micro-cathéters (ou « catheters flottés ») très aisée dans le cœur droit, et qui permet des prélèvements ou des prises de pression (et tout récemment dans le cœur gauche).

Dans ces conditions, comme l'écrivent Solvay et Denolin (1967), dans le cas de l'E. C. G. « cet enregistrement dynamique augmente la sécurité et la valeur du test, en permettant de découvrir les anomalies apparaissant seulement au début ou durant l'effort, ou encore toutes celles qui disparaissent immédiatement après l'arrêt en moins d'une minute. Cette méthode mérite d'être appliquée systématiquement, dans tous les cas où la clinique fait soupçonner une réduction de la réserve coronaire, car elle permet d'éviter une charge trop poussée vis-à-vis d'une réserve coronaire entamée ». C'est à des conclusions analogues qu'étaient parvenus notamment Astrand, (1963),

Bellet (1961), Broustet et coll. (1966), Fleisch (1962), Master (1964), Robb (1964) et d'autres auteurs.

La justification des épreuves pendant et après l'effort n'est donc plus à établir.

3. *2.* — ***Modalité de l'exercice.*** — Pour un procédé donné, l'utilisation peut en être faite selon diverses modalités (v. notamment Durand, 1964).

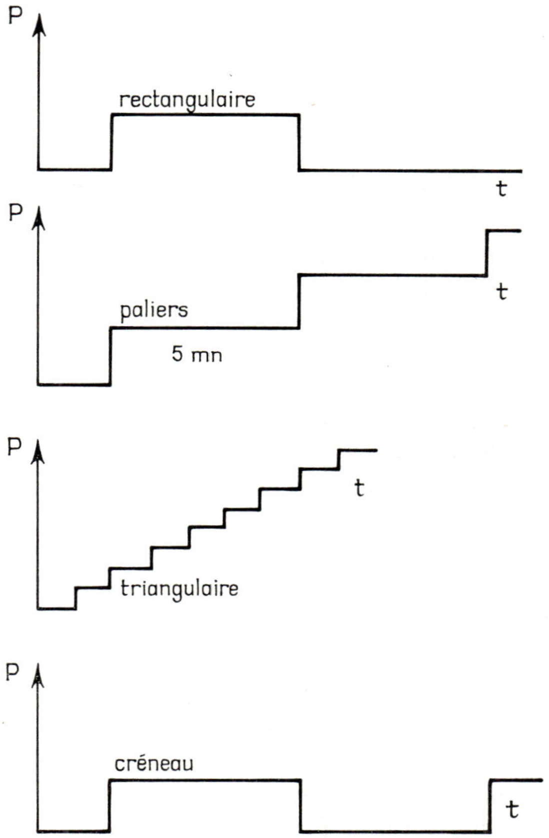

FIG. 9. — *Modalités diverses des exercices lors des épreuves d'effort* (*voir texte*).

On peut avoir recours à des épreuves dites courtes, pendant lesquelles le sujet est soumis à un exercice brutal et très violent, ou à des épreuves de durée moyenne qui sont plus couramment utilisées.

Ces épreuves de durée moyenne peuvent se pratiquer (fig. 9) :

— de façon rectangulaire, en instaurant brusquement un exercice musculaire que l'on maintient à un niveau constant pendant un certain temps, et que l'on cesse brusquement,

— de façon progressive, en plusieurs paliers successifs suffisamment longs (4 à 5 minutes) pour que l'on puisse également étudier l'adaptation de l'organisme à chacun de ces paliers. Il est en effet, pour la plupart des paramètres physiologiques mesurés à l'exercice (fréquence cardiaque, etc.), nécessaire d'attendre la 4e ou 5e minute du palier de puissance correspondant pour observer, chez l'Homme, un état stable (ou « steady state ») du paramètre physiologique considéré.

Cette deuxième méthode offre l'avantage de permettre la détermination de valeurs physiologiques correspondant à divers niveaux d'exercice, et dont la proportionnalité à ces niveaux est généralement linéaire. Ceci rend possible notamment, comme nous le verrons plus loin, la mesure de la puissance maximale supportée par le sujet.

On peut en outre utiliser les modalités suivantes, moins courantes :

— *épreuves dite triangulaire*, c'est-à-dire effectuée à puissance régulièrement croissante, de telle sorte que, pour chaque niveau de puissance, le sujet ne puisse atteindre un état d'équilibre,

— *épreuve cyclique, ou en créneau*, utilisant un unique niveau de puissance, instauré et cessé brusquement, et entrecoupé de plus ou moins longues périodes de repos.

IV. — GRANDEURS MESURABLES EN EXPLORATION FONCTIONNELLE D'EFFORT

4. *1.* — *Choix des méthodes et position du problème.* — Les choses se présentent évidemment de manière très différente selon que l'on veuille procéder à une expérimentation physiologique ou à une exploration fonctionnelle routinière et standardisée.

Sur ce dernier plan, tous les auteurs insistent bien maintenant sur la nécessité de produire un travail aisément et précisément mesurable. C'est dire, une fois de plus, que les méthodes empiriques ou semi-empiriques (« tests » classiques divers d'aptitude physique) doivent céder la place à des procédés qui permettent réellement une ergométrie, au sens étymologique même du mot, comme ceux que nous avons décrits plus haut.

Quant au choix de la valeur physiologique à mesurer, et à la manière même de la mesurer, le problème est beaucoup moins simple.

On pourrait à priori penser que cette exploration fonctionnelle doit être non ou peu traumatisante. Mais la conception actuelle de l'exploration fonctionnelle d'effort s'écarte parfois de ce principe : lors du colloque de Bordeaux en octobre 1971, sur l'E. C. G. d'effort, il a par exemple été bien édicté que l'épreuve doit être maximale pour être cliniquement significative; mais, très souvent, on n'atteindra pas la puissance théorique maximale du sujet, mais seulement la puissance maximale réelle limitée par l'apparition des symptômes fonctionnels.

Le dilemme semble actuellement se poser entre les termes suivants :

a) Réserver l'exploration sub-maximale aux cas cliniquement évidents (pour déterminer par interpolation, une puissance maximale possible, utile à connaître sur le plan d'une expertise, par exemple) ou aux explorations fonctionnelles routinières médico-sportives.

De même, les sujets particulièrement fatigués, ou les insuffisants cardiaques, ne pourront être testés qu'en sub-maximal.

b) Envisager la puissance maximale pour une exploration de détection, destinée à établir un diagnostic non évident (angor) ou à tester un sportif. Mais dans ces conditions l'exploration doit être effectuée en milieu hospitalier, pour recourir à une éventuelle thérapeutique aiguë. On ne saurait trop insister sur les précautions opérationnelles (entretien du matériel) et cliniques (surveillance du malade, et notamment de son E. C. G., pendant toute l'épreuve) qui doivent être de règle dans un tel examen, et même dans les conditions sous maximales chez le grand pathologique (v. notamment : Andersen et coll., 1971). Nous y reviendrons au chapitre VI, **1.** *4.*

Dans leur statistique, sur près de 170 000 tests, Rochmis et Blackburn (1971) indiquent le chiffre de 16 morts, et ceci peut poser évidemment un problème sérieux de responsabilité médicale (v. notamment : Plas, 1972).

4. *2.* — ***Grandeurs mesurables.*** — Le choix est évidemment très ouvert entre diverses mesures, en fonction de leurs indications cliniques et hélas aussi des limites de la technique (aussi bien sur le plan de la fiabilité que du prix).

Nous nous contenterons d'énoncer la simple énumération de diverses grandeurs possibles, dont certaines seront reprises en détail dans les chapitres suivants :

4. *2.* 1. — **Données métaboliques.** — Consommation d'oxygène ($\dot{V}_{O_2}$) et mesure du « pouls d'oxygène », ou « transfert d'oxygène par systole » (*),

— Mesure de diverses valeurs sanguines : pH, acide lactique, ionogramme, glycémie, catécholamines ou leurs catabolites, etc.

4. *2.* 2. — **Données cardiaques.** — Fréquence cardiaque (avec ou sans télémesure), et détermination de la « puissance critique 170 » (test de Sjöstrand ou de Pitteloup),

— Débit sanguin, cardiaque ou local (coronaire notamment),

— Pression artérielle (systémique ou locale),

— E. C. G. (avec ou sans télé-transmission).

---

* Cette notion, que nous n'avons pas détaillée dans les pages précédentes, car elle est un paramètre plus pragmatique que physiologique, est le rapport $\frac{VO_2 \text{ (ml/mn.)}}{f \text{cardiaque}}$. Il est en général de 3,5 à 4 ml d'O_2 pour 1 pulsation cardiaque dans les conditions de repos, et peut atteindre 15 à 16 lors d'un exercice intense.

4. *2.* 3. — **Données respiratoires.** — Fréquence respiratoire (l'E. M. G. des muscles respiratoires a pu être proposée utilement ici),

— Débit respiratoire (par spirographie, ou par intégration de la pneumotachographie),

— Ventilation alvéolaire,

— Gaz du sang : Pa_{O_2} et Pa_{CO_2}, de préférence à Ca_{O_2} et Ca_{CO_2}.

4. *2.* 4. — **Données mixtes, cardio-circulatoires et respiratoires.** — Consommation d'oxygène ($\dot{V}_{O_2}$) et mesure du « pouls d'oxygène ».

— Rapport de $\dot{V}_{O_2}$ avec la fréquence cardiaque (test d'Astrand et Ryhming) ou avec la ventilation totale,

— Mesure du rapport ventilation-perfusion.

CHAPITRE IV

EXPLORATION DE LA FONCTION RESPIRATOIRE A L'EFFORT

INTRODUCTION

Il a été abondamment montré, dans le chapitre II, que trois groupes de facteurs (correspondant aux trois étapes de la fonction respiratoire), limitent les performances de l'exercice. Il conviendrait donc de mesurer ces grandeurs limitantes, au cours d'un exercice réel, pour démontrer ou non leur rôle réellement limitatif. C'est ce qui est communément réalisé au cours d'épreuves d'effort où l'on mesure, soit l'intensité des échanges respiratoires traduisant les besoins de l'étape cellulaire ($\dot{V}_{O_2}$), soit l'intensité de la ventilation traduisant les possibilités de l'étape pulmonaire ($\dot{V}$).

A l'inverse, en connaissant ces trois grands groupes de facteurs influençant les possibilités d'exercer un certain travail physique, il est à priori tentant de prévoir ces limites pour un organisme donné, et en dehors de l'exercice musculaire. Aussi, depuis l'avènement de l'exploration fonctionnelle respiratoire, c'est-à-dire depuis Hutchinson et sa mesure de la capacité vitale, nombre de mesures effectuées sur le sujet au repos ont été proposées. Initialement, ces prévisions étaient purement intuitives. Ce n'est que très récemment qu'on a vu se développer des études destinées à établir des corrélations, à défaut de preuves théoriques, entre les performances réelles enregistrées et les résultats de certains tests. Mais cette méthodologie n'a pas encore atteint la perfection qu'elle connaît dans le domaine des tests psycho-techniques.

Nous serons donc à même de distinguer deux parties différentes, dans l'exposé des méthodes d'exploration respiratoires :

— des mesures au cours d'épreuves d'exercice musculaire, qui feront l'objet de ce chapitre-ci,

— des mesures en dehors d'épreuves d'exercice musculaire, que nous verrons dans le prochain chapitre.

Les premières sont, elles-mêmes, diversifiées en deux classes :

— méthodes ayant pour but la mesure de la capacité aérobique : il s'agit de la méthode de référence,

— méthodes ayant pour but de préciser les mécanismes ventilatoires de la limitation de l'exercice.

I. — ÉVALUATION DE LA « CAPACITÉ AÉROBIQUE »

On admet que, pour un exercice exécuté par un groupe musculaire donné, la capacité d'effectuer un travail pendant une durée donnée (c'est-à-dire la capacité de développer une certaine puissance) dépend essentiellement des possibilités énergétiques. Si cette épreuve a une durée suffisante (plusieurs minutes), il est nécessaire que le débit d'apport d'oxygène soit égal au débit d'absorption de cet oxygène au niveau pulmonaire, et que le sujet soit en condition aérobique. On observe que dans ces conditions, et indépendamment de la motivation du sujet, la consommation d'oxygène atteint une limite maximale. C'est la consommation d'oxygène maximale ($\dot{V}_{O_2}$ maximale) ou capacité aérobique (fig. 8).

Les méthodes de mesure de $\dot{V}_{O_2}$ maximale se déduisent de ces principes. Il suffit de mettre en œuvre les techniques appropriées, destinées à :

— réaliser une puissance imposée variable,

— mesurer la consommation d'oxygène ($\dot{V}_{O_2}$).

Le premier point diffère selon les modalités de l'exercice, mais les méthodes de mesure de $\dot{V}_{O_2}$ sont, bien entendu, communes.

1. *1.* — *Méthodes de mesure de la consommation d'oxygène.* — On distingue deux grands types de méthodes selon les dispositifs de recueil des gaz expirés, destinés à mesurer le volume expiré pendant l'unité de temps ($\dot{V}_E$) et la concentration en oxygène des gaz expirés (F_{EO_2}) :

— le circuit fermé,

— le circuit ouvert.

1. *1.* 1. — **Dans le circuit fermé**, le sujet inspire et expire dans une enceinte de volume variable (spiromètre). On peut maintenir constante la composition du gaz du spiromètre (équivalente à celle de l'air ambiant) en compensant le prélèvement d'oxygène par injection d'un débit correspondant et en absorbant, par un alcali (chaux sodée, en général) le CO_2 produit. On peut quantifier l'une ou l'autre de ces deux fonctions ou les deux (métabographe de Fleisch) et, ainsi, *mesurer* à la fois $\dot{V}_{O_2}$ et $\dot{V}_{CO_2}$, ce qui est plus complexe.

1. *1.* 2. — **Le circuit ouvert** est techniquement plus simple. Une soupape (ou un dispositif équivalent, à pompe) permet de séparer les gaz inspirés des gaz expirés. Le sujet inspire de l'air ambiant, c'est-à-dire un gaz de composition constante et connue. Il expire dans un ballon de caoutchouc (souvent dénommé sac de Douglas). Le volume de ce gaz (mesuré à l'aide d'un compteur ou d'un spiromètre de Tissot) expiré pendant une durée de recueil chronométrée, donne la mesure du débit expiré moyen du sujet ($\dot{V}_E$). Cette mesure est souvent dénommée « ventilation — minute », unité généralement employée comme unité de temps.

L'analyse (secondaire dans le temps) d'un échantillon de ce gaz expiré donne sa composition chimique :

— F_{EO_2}, concentration fractionnelle du gaz expiré en O_2, c'est-à-dire le pourcentage en volume de l'oxygène dans 100 parties,

— F_{ECO_2}, concentration fractionnelle du gaz expiré en CO_2.

Cette deuxième mesure est nécessaire si l'on veut éviter la mesure du débit inspiratoire. En effet, la consommation d'oxygène est égale, par définition, à la différence entre le débit d'oxygène qui entre dans le poumon et le débit d'oxygène qui en sort :

$$\dot{V}_{O_2} = \dot{V}_I \, F_{IO_2} - \dot{V}_E \, F_{EO_2}$$

or, on démontre algébriquement que $\dot{V}_{O_2}$ est une fonction du débit expiré $\dot{V}_E$ et la différence réellement utilisée de la concentration d'oxygène F_{UO_2}

$$\dot{V}_{O_2} = \dot{V}_E - F_{UO_2}$$

expression où F_{UO_2} est, elle-même, une fonction du quotient respiratoire R (quotient du débit de CO_2 expiré par le débit d'oxygène prélevé).

Ces calculs sont, en pratique, hautement facilités par l'emploi d'abaques (Conzolazio, 1951) ou même de règles à calcul spécialisées (Severinghaus, 1966).

Il est essentiel de remarquer que les modalités d'expression de divers débits sont différentes selon qu'il s'agit d'une consommation d'oxygène (ou d'une production de CO_2) ou de débit ventilé.

— Dans le premier cas, on exprime le débit en conditions S. T. P. D., c'est-à-dire que le volume est exprimé comme s'il s'agissait de conditions standards (*S*), à la pression $P = 760$ mm de mercure et à la température $T = 0^{\circ}$ C, le gaz étant sec (D = dry).

— Dans le second cas, au contraire, les conditions B. T. P. S. sont celles de l'alvéole situé au sein du corps (B = body) où la température est de 37° C., la pression ambiante (P) et les gaz saturés de vapeur d'eau (S).

1. *2.* — ***Méthodes d'imposition d'une puissance musculaire.*** — Les principes généraux de ces méthodes ont été discutés dans le chap. III. Le choix à faire dépend de l'appareil utilisé et de la modalité de l'exercice demandé. En matière de capacité aérobique, il existe deux grands types d'épreuves qu'on peut recommander :

— l'épreuve classique (selon Astrand),

— l'épreuve simplifiée.

Toutes deux peuvent être effectuées sur bicyclette ergométrique, bien que la dernière ait été initialement proposée avec l'aide d'un tapis roulant.

1. *2.* 1. — **Épreuves classiques.** — Il s'agit de mesurer le $\dot{V}_{O_2}$ correspondant à des exercices « rectangulaires », (v. chap. III, **3.** *2*), c'est-à-dire de puissance constante pendant une durée d'au moins cinq minutes. Chaque épreuve est effectuée à des niveaux différents et à des jours différents, immédiatement après un exercice quotidien préalable (servant à l'échauffement musculaire), de même durée mais de puissance moindre. Les mesures gazométriques sont effectuées entre la quatrième et la cinquième minute (ou la cinquième et la sixième) de cet exercice. Le maximum d'oxygène consommé pendant cette minute, au cours de cette période, représente la capacité aérobique du sujet pour cette puissance (fig. 8).

La simple description du protocole expérimental fait comprendre combien a réalisation de cette épreuve est en pratique difficile, ne serait-ce que par la multiplicité des mesures. Toutefois, il convient de noter qu'il s'agit bien d'une méthode de référence, car seul ce type d'épreuves permet d'obtenir un régime stable (cinq minutes) et de comparer les valeurs de $\dot{V}_{O_2}$.

1. *2.* 2. — **Épreuves simplifiées.** — Elles répondent, en partie, aux objections ci-dessus. L'épreuve appartient au profil « triangulaire », c'est-à-dire des puissances imposées progressives, par paliers de durée brève (une minute) et ne différant que par une faible puissance (20 watts). L'échauffement est donc progressif. La mesure de la consommation d'oxygène s'effectue en circuit ouvert en supposant que, dans les dernières secondes de chaque plateau, un régime stable est atteint. On améliore la technique de mesure en assurant un meilleur mélange des gaz expirés, par un ventilateur. La capacité aérobique est identifiée avec la mesure de la $\dot{V}_{O_2}$ obtenue au cours du dernier palier précédent l'arrêt par abandon (par épuisement) du sujet testé (Varene et coll., 1971).

1. *3.* — ***Résultats.*** — Les valeurs obtenues de $\dot{V}_{O_2}$, au cours de ces épreuves, ont été rapportées par de nombreux auteurs. En fait, les populations étudiées par ces différents expérimentateurs se révèlent dissemblables, même s'il s'agit de sujets de même sexe et de même âge, car le degré d'entraînement est variable.

Selon Flandrois et coll. (1966), les valeurs seraient :

— chez la femme de plus de 60 ans : 1,5 l/mn
— chez l'homme adulte sédentaire : 2,8 l/mn
— chez le sujet jeune entraîné : 3,4 l/mn
— chez l'athlète très entraîné : 5,8 l/mn

La $\dot{V}_{O_2}$ max. peut être estimée en fonction de l'âge (A) par les formules :

$\dot{V}_{O_2}$ max. = 55,8 — 0,41 A, pour les hommes sédentaires
$\dot{V}_{O_2}$ max. = 42,3 — 0,36 A, pour les femmes sédentaires.

On a réduit la variabilité de ces valeurs, en les rapportant à des données biométriques. La plus simple est la masse corporelle. En même temps, ce calcul est plus sélectif car il permet de mieux prévoir les possibilités d'un sujet, ce qui est précisément le but de la méthode.

Bruce et Mac Donough (1969) dans de telles conditions, trouvent les résultats suivants (tabl. III).

Ces valeurs sont encore nettement majorées pour les jeunes athlètes pratiquant différents sports de haute compétition :

— football 63 ml mn^{-1} kg^{-1}
— aviron 69 ml mn^{-1} kg^{-1}
— pentathlon 77 ml mn^{-1} kg^{-1}
— ski de fond 91 ml mn^{-1} kg^{-1}

Le grand mérite de la $\dot{V}_{O_2}$ maximale, ainsi exprimée, est de fournir la seule référence physiologique appropriée pour fixer le niveau d'une épreuve d'effort chez un sujet donné. Ne peuvent être comparées entre elles que des épreuves d'effort mobilisant la même fraction de la capacité aérobique, la méthode employée pour l'épreuve d'effort étant alors différente.

TABLEAU III

Age	*Degré d'entraînement*	$\dot{V}_{O_2}$ max. (ml mn^{-1} kg^{-1})	*Déviations standard* (ml mn^{-1} kg^{-1})
40-49	Sédentaire	36,8	5,4
	Actif	40,9	4,3
50-59	Sédentaire	33,1	5,8
	Actif	37,6	5,1
60-69	Sédentaire	29,4	4,6
	Actif	32,9	4

C'est souligner l'utilité pratique des méthodes indirectes et, tout spécialement, du nomogramme d'Astrand et Ryhming (1954), (fig. 16).

On peut tenter d'améliorer encore la valeur en rapportant, non plus $\dot{V}_{O_2}$ maximale à la masse corporelle totale, mais à celle qui est réellement active. On sait que celle-ci exclut la réserve lipidique et correspond à la masse maigre, ou encore à la masse cellulaire active. A défaut, on pourrait admettre la classification de l'aptitude décrite au tableau IV.

TABLEAU IV. — CLASSIFICATION DE L'APTITUDE PHYSIQUE SELON LA VALEUR DE LA CAPACITÉ AÉROBIQUE (FLANDROIS ET COLL., 1966).

— 30 à 35 ml. mn^{-1} kg^{-1}	: mauvaise.
— 35 à 40 ml. mn^{-1} kg^{-1}	: médiocre.
— 40 à 45 ml. mn^{-1} kg^{-1}	: moyenne inférieure.
— 45 à 50 ml. mn^{-1} kg^{-1}	: moyenne supérieure.
— 50 à 55 ml. mn^{-1} kg^{-1}	: bonne.
— 55 à 60 ml. mn^{-1} kg^{-1}	: très bonne.
— Au-dessus de 60	: excellente.

La mesure de la consommation maximale d'oxygène est une méthode de choix car facilement reproductible, mais son emploi ne peut être que limité, car :

— elle implique un minimum de motivation réelle pour réaliser ces exercices épuisants,

— elle nécessite la mise en œuvre d'équipements importants dont l'utilisation exige la présence d'un personnel très qualifié.

Ces remarques justifient les recherches entreprises, afin de découvrir des méthodes plus simples en les espérant tout aussi précises. Ce sont les méthodes indirectes étudiées à propos de l'exploration de la fonction circulatoire.

II. — ÉVALUATION DES FACTEURS RESPIRATOIRES LIMITATIFS DE L'EXERCICE MUSCULAIRE

Dans la chapitre V, consacré à la fonction circulatoire, il sera démontré l'importance de la mesure de l'évolution de la fréquence cardiaque considérée comme test prédictif des performances musculaires. On peut, à partir de la valeur réputée maximale de la fréquence cardiaque au cours d'effort standardisés, calculer la capacité aérobique.

Il est tentant de rechercher aussi les facteurs respiratoires, liés à l'établissement d'un maximum de la consommation d'oxygène dans les conditions aérobiques. En fait, il ne semble pas que la fonction pulmonaire soit un facteur limitatif de l'exercice musculaire pour un sujet normal. Cependant, la mesure de l'évolution des différentes grandeurs ventilatoires est intéressante pour déterminer la « puissance maximale supportée » (P. M. S.). C'est la puissance musculaire constante imposée que le sujet peut supporter pendant vingt minutes en état d'équilibre : c'est-à-dire que les différentes grandeurs ventilatoires ne doivent pas varier de plus de 10 %. Au contraire, au cours d'un exercice mal supporté, la ventilation croît plus ou moins rapidement (après la période d'installation) et de plus en plus vite, au lieu de présenter un plateau stable (fig. 10).

Schématiquement, si on ne revient pas sur l'évolution de $\dot{V}_{O_2}$, $\dot{V}_{CO_2}$, et R discuté précédemment (grandeurs qui traduisent au niveau pulmonaire, des phénomènes se passant au niveau cellulaire), il convient de classer les facteurs respiratoires en deux rubriques, liées respectivement :

— à la mécanique ventilatoire,

— aux échanges pulmonaires.

2. *1.* — ***Mécanique ventilatoire.*** — Une hypothèse classique est de considérer que le mouvement ventilatoire serait, normalement, à l'origine des limites de l'exercice musculaire. Cela n'est vrai que pour les sujets ayant des troubles de leur mécanique ventilatoire.

2. *1.* 1. — **Les bases des limites ventilatoires.** — On doit distinguer trois niveaux dans la complexité de l'exploration du soufflet ventilatoire :

— la mesure de la fréquence ventilatoire,
— la mesure des débits et des volumes ventilatoires,
— la mesure des pressions ventilatoires.

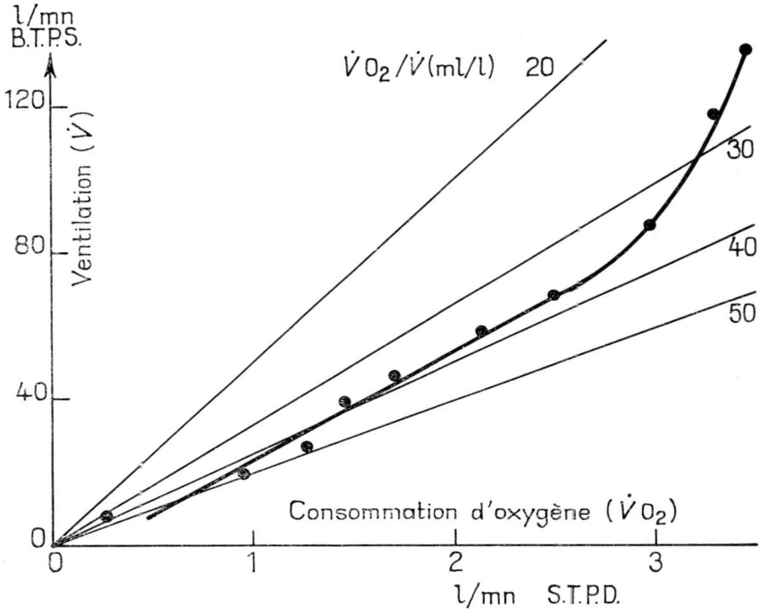

FIG. 10. — *Débit ventilatoire ($\dot{V}$) en fonction de la consommation d'oxygène pendant une série d'exercices musculaires effectués à différents niveaux de puissance.*

Les résultats concernent des mesures réalisées pendant les cinquième et sixième minute d'effort chez un sujet masculin entraîné.

Ce graphique, construit niveau par niveau montre deux points caractéristiques :

— la consommation maximale d'O_2 ou capacité aérobique

— la consommation d'O_2 à partir de laquelle le coefficient d'utilisation $\left(\frac{\dot{V}_{O_2}}{V}\right)$ d'O_2 diminue. Ce point est, approximativement, en rapport avec la puissance maximale supportée, bien que situé à un niveau légèrement supérieur car la durée de l'exercice est trop brève.

2. *1.* 1. 1. — *La fréquence ventilatoire.* — Mouvement périodique, la ventilation est assez facilement quantifiée par la mesure de sa période (T) ou par son inverse, la fréquence $f = \frac{1}{T}$. Elle est relativement facile à mesurer au cours de l'exercice :

— soit par pneumographie, variation de la circonférence du thorax, facilitée aujourd'hui par l'emploi de pneumographes à impédance,

— soit par une sonde thermique nasale détectant le sens du débit : l'air expiré réchauffe la sonde,

— soit par électromyographie du diagragme qui, contrairement aux apparences (exploration de l'activité d'un muscle profond), s'est révélée être, aux mains d'experts, un excellent moyen de mesure.

L'ensemble de ces données peut être assez facilement traité, surtout les deux premières. Elles peuvent, même la dernière, être explorées par télémesure, ce qui représente un intérêt certain en matière d'exploration sur le terrain.

La fréquence ventilatoire est une fonction linéaire de la charge imposée, tant que la puissance maximale supportée n'est pas atteinte. Elle atteint, alors, 25 à 30 par minute, ce qui est une valeur très nettement inférieure au maximum de fréquence que le sujet normal peut atteindre volontairement (120 — 180 par minute).

2. *1.* 1. 2. — *Les débits ventilatoires.* — Le véritable débit ventilatoire est le *débit instantané* $\dot{V} = \frac{dv}{dt}$, c'est-à-dire la quantité de gaz qui passe à chaque instant, soit dans le sens inspiratoire, soit dans le sens expiratoire, dans les voies aériennes supérieures du sujet.

Ce débit instantané est mesurable par pneumotachographie. Le plus simple de ces appareillages est basé sur le principe de la mesure de la perte de charge linéaire, créée par le courant aérien à travers une résistance à l'écoulement (soit une grille, soit une série de tubes capillaires).

Le débit instantané maximum, observé au cours d'un exercice intense, est de l'ordre de 3 à 4 l/s, soit une valeur notablement inférieure, pour un sujet normal, au débit instantané maximal pour une expiration forcée de 10 l/s (fig. 12).

Intégré en fonction du temps, le débit instantané donne, pour une période, *le volume courant* V_T.

Cette intégration se fait de deux manières :

— simplement à l'aide d'un intégrateur mécanique, en d'autres termes par un *spirographe*. La mesure classique du volume courant par spirométrie n'est autre qu'une intégration du débit instantané. L'ergospirométrie est la mesure du volume courant au cours de l'exercice musculaire.

— par un moyen plus moderne, mais d'un emploi plus délicat, l'intégration automatique à l'aide d'un dispositif électronique analogique du débit instantané, mesuré par pneumotachographie.

Moyennant certaines précautions et dans les limites des performances métrologiques des deux types de dispositifs, les résultats obtenus sont comparables.

Le volume croît linéairement au cours de l'exercice, avec la valeur de la puissance imposée. Le maximum atteint, pour un sujet normal, est de l'ordre de la moitié de la capacité vitale. L'accroissement de V_T se fait surtout, sinon exclusivement, aux dépens du volume de réserve inspiratoire. La capacité résiduelle fonctionnelle, somme du volume de réserve expiratoire et du volume résiduel, demeurerait relativement stable.

Le débit ventilé moyen est le produit de la fréquence par le volume courant, identifié au volume courant expiré, $\dot{V}_E = V_T f$.

Cette grandeur est celle qui est utilisée pour la mesure de $\dot{V}_{O_2}$ dans le chapitre précédent. Elle peut donc être mesurée :

— soit indirectement, à l'aide d'un spirographe (méthode en circuit fermé), par mesure des deux facteurs f et V_T,

— soit directement, en sommant les différents volumes expirés, à chaque cycle, pendant un certain nombre de cycles ventilatoires (méthodes en circuit ouvert).

Le débit ventilatoire moyen étant le produit de deux facteurs évoluant chacun linéairement en fonction de la charge, sa courbe représentative, en fonction de cette même charge, ne peut être que curviligne et croissante. Le maximum atteint est très différent selon le niveau de la puissance imposée. Il doit être stable à la fin d'un exercice correspondant à une « puissance maximale supportée ». Il croît, au contraire, très rapidement quand l'exercice n'est plus supporté. Il s'agit d'un excellent test d'intolérance (fig. 10). Pour une même puissance (exprimée en consommation d'oxygène), la ventilation est plus importante pour un groupe musculaire peu performant (membres supérieurs) que pour un autre qui, normalement, l'est plus (membres inférieurs). Pour des exercices poussés jusqu'au maximum, c'est-à-dire au-delà de la capacité aérobique, le niveau de la ventilation maximale volontaire peut être atteint par certains sujets.

2. *1.* 1. 3. — *Les pressions ventilatoires.* — Seule la pression œsophagienne est mesurable au cours de l'exercice musculaire. Elle représente une résultante de la distension pulmonaire par rapport à celle de la cage thoracique. Son intérêt est de fournir un élément d'appréciation de la mécanique ventilatoire qui, par ailleurs, n'est pas évaluée par les grandeurs précédentes. L'enregistrement, en fonction du temps, montre que les variations d'amplitude de la pression œsophagienne croissent avec :

— le niveau du volume courant,

— le débit instantané ventilé.

Le premier facteur est fonction de l'élasticité pulmonaire (on parle souvent de compliance) et le second des résistances à l'écoulement gazeux.

Rapportée au volume courant, la pression décrit sur un diagramme pression-volume une boucle dont l'aire a la dimension d'un travail. C'est le travail qu'il est nécessaire de dépenser pour vaincre les résistances à l'écoulement gazeux. Multiplié par la fréquence ventilatoire, ce travail représente une puissance dépensée, exprimable en watts. Cette puissance pulmonaire est de l'ordre du milliwatt par kg de masse corporelle. Cela ne représente qu'une faible fraction de la puissance totale dépensée par les muscles squelettiques, exécutant l'exercice (10 à 20 watts par kg de masse corporelle).

Il est donc hautement improbable que, pour un sujet normal (même pour un rendement énergétique trés faible), la dépense énergétique ventilatoire soit un facteur limitatif de l'exercice musculaire (Jacquemin et coll., 1967).

Au contraire, il semble que ces facteurs limitant les performances musculaires soient, pour un sujet atteint de troubles ventilatoires, d'origine dynamique.

La mesure de ces grandeurs introduit dans le vrai domaine de la mécanique

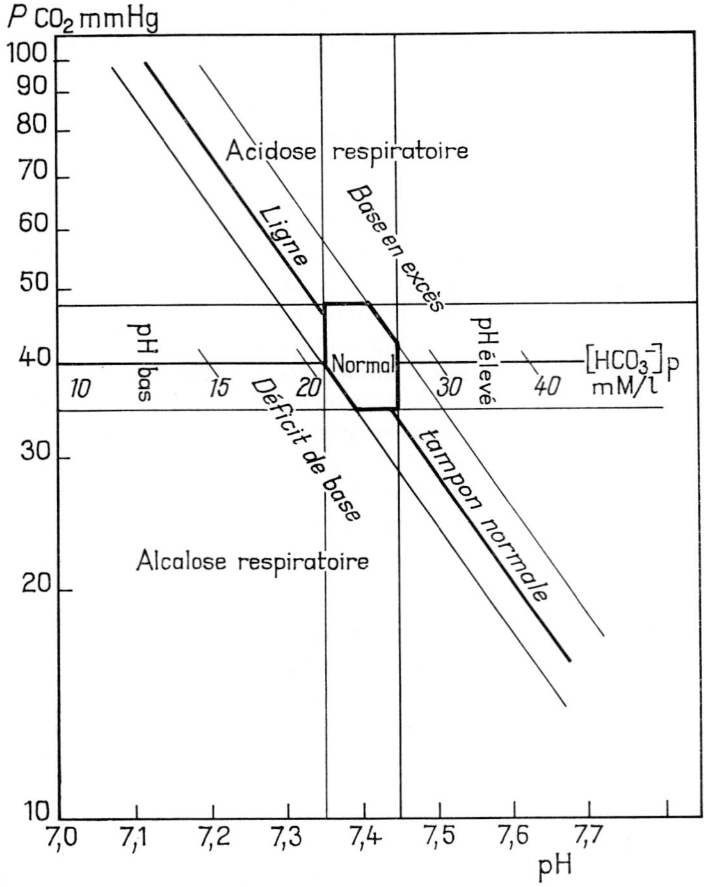

FIG. 11. — *Diagramme* pH — P_{CO_2}.

Les valeurs de P_{CO_2} sont en mmHg sur une échelle logarithmique.

La ligne tampon normale représente l'équilibre entre ces deux valeurs quand le sang oxygéné contient une quantité normale de tampons chimiques s'opposant au déséquilibre acido-basique. Cette quantité est schématisée par les concentrations de bicarbonate [HCO₃]p plasmatique, en millimoles/l.

Au cours d'un exercice musculaire, les caractéristiques du sang demeure dans la zone normale.

Au contraire, le point figuratif de l'insuffisant respiratoire se situe dans la zone acidose respiratoire, c'est-à-dire à P_{CO_2} élevée à et pH abaissé.

ventilatoire. Il semble hors de propos d'exposer les apports fournis par ce type d'exploration hautement spécialisée. Seuls quelques éléments seront discutés, à propos de la mécanique de l'effort expiratoire. Dans l'exploration fonctionnelle respiratoire des malades effectuant un exercice musculaire, on se contente, en général, de comparer les données de la consommation d'oxygène et du débit ventilé (fig. 10).

2. *1.* 2. — **Les limites ventilatoires de l'exercice en pathologie.** — Le rapport $\dot{V}_{O_2}$ (la prise d'oxygène) à la ventilation ($\dot{V}$), ou son inverse, connu sous le nom d'équivalent respiratoire, apparaît un excellent critère pour juger de la tolérance d'un sujet à un exercice. Ces deux grandeurs sont parmi les moins difficiles à mesurer et le calcul de ces coefficients sans dimensions est simple. En moyenne, on peut dire que l'équivalent respiratoire $\frac{\dot{V}}{\dot{V}_{O_2}}$ est inférieur à 35 quand la puissance musculaire imposée est supportée. Il sera plus élevé chez les sujets qui hyperventilent et montrent, ainsi, des signes d'inadaptation à l'effort. Il sera, au contraire, plus faible chez les sujets entraînés physiquement. Réciproquement, on observe des variations inverses du coefficient d'utilisation de l'oxygène (fig. 10).

Dans cette analyse, fondée sur cette observation, il convient donc toujours de bien séparer le rôle des trois étapes de la fonction respiratoire, qui contribuent à la réalisation de ce coefficient.

2. *1.* 2. 1. — *L'étape tissulaire* détermine les possibilités de consommation d'oxygène. Il ne faut pas oublier que les performances vont dépendre de l'état d'activité physique du sujet. En pneumologie, deux cas opposés peuvent s'observer :

a) les bronchitiques chroniques peuvent être des pneumoconiotiques, travailleurs manuels dont le degré d'entraînement n'est pas comparable à celui des sujets sédentaires,

b) les tuberculeux, au contraire, peuvent avoir réduit le régime de leur acticité physique.

2. *1.* 2. 2. — *L'étape sanguine* influence la valeur de l'équivalent respiratoire quand le débit cardiaque est réduit On observe ce phénomène dans le rétrécissement mitral où la prise d'oxygène tend à se réduire en développant une dette d'oxygène importante, mais aussi un accroissement exagéré du débit ventilatoire. La puissance mécanique supportée est trés réduite. Elle est caractérisée par une dyspnée très précoce se traduisant, par exemple à 40 watts, par un débit ventilé de 50 l/mn et un équivalent respiratoire de 40 à 50.

2. *1.* 2. 3. — *L'étape pulmonaire* est mise en cause comme facteur générateur de troubles quand il n'y a pas de modifications de la prise d'oxygène pour une puissance donnée.

A titre d'information, quelques exemples schématiques sont rapportés : (cf. Durand 1964).

— *Les insuffisants broncho-pulmonaires chroniques* (bronchite chronique, emphysème, asthme...) présentent, le plus souvent, une hyperpnée, parfois très prononcée, qui limite très rapidement les épreuves. La puissance maximale est d'un niveau très bas (40-80 watts). Parfois, cependant, la dyspnée, c'est-à-dire une gêne ventilatoire associée à des douleurs thoraciques, interrompt l'épreuve sans qu'il y ait d'hyperventilation appréciable. Les épreuves spirographiques effectuées en dehors de l'exercice montrent que le premier groupe est souvent associé à un syndrome obstructif marqué. Le second, au contraire, dépendrait d'un accroissement de la rigidité pulmonaire, démontré par des mesures de mécanique ventilatoire (mesure de l'élasticité pulmonaire).

— *Les pneumoconiotiques* sont le plus souvent caractérisés par une hyperpnée et un accroissement de l'équivalent respiratoire. Mais nombreux sont les sujets qui n'ont pas, apparemment, une réduction de leur puissance maximale supportée, car ce sont des travailleurs manuels entraînés. Ceux qui ne peuvent développer une puissance musculaire adéquate présenteront des signes analogues à ceux décrits ci-dessus.

— *Les tuberculeux*, non entraînés, ne peuvent développer qu'une puissance faible, mais leur ventilation est bien ajustée à leur consommation d'oxygène. L'exercice est interrompu d'une façon prématurée, sans signes ventilatoires objectifs. Les sujets n'accusent que des signes subjectifs de dyspnée. Les tests pratiqués hors exercice montreront, soit des troubles spirographiques (C. V. et V. E. M. S. réduits), soit des anomalies de la mécanique ventilatoire (rigidité pulmonaire, liée à des séquelles pleurales par exemple).

— *Les traumatisés thoraciques* peuvent présenter des séquelles pleuro-pulmonaires se traduisant par des signes analogues, et dont le diagnostic demande les mêmes explorations.

En résumé, si l'on a pu opposer différents groupements physio-pathologiques à l'aide d'épreuves d'effort, il se révèle qu'il est indispensable de coupler ces tests avec d'autres, pratiqués sur le sujet au repos. Par ailleurs, l'inadaptation de la ventilation pulmonaire aux besoins tissulaires exprimés par la consommation d'oxygène et la production de CO_2, est source de déséquilibre de la composition du milieu intérieur, et se traduit par des modifications des concentrations sanguines en oxygène, en anhydride carbonique et en ion hydrogène.

2. *2.* — ***Les échanges gazeux.*** — Le système mécanique ventilatoire n'est qu'un moyen nécessaire à l'hématose. Son efficacité se teste, en partie, par la mesure des pressions partielles des gaz artériels (O_2 et CO_2) et du pH artériel. Si l'échangeur gazeux pulmonaire est efficace au cours de l'exercice musculaire, il doit assurer, non seulement un débit de prise d'O_2 équivalent à la consommation d'oxygène tissulaire, et de rejet de CO_2 équivalent à la production cellulaire, mais encore la stabilité des pressions de ces gaz.

Il est exclu, qu'en pratique quotidienne, on puisse valablement explorer la circulation pulmonaire directement au cours de l'exercice musculaire intense.

A défaut de cette épreuve de mesure des conditions mécaniques de la perfusion sanguine pulmonaire, l'autre versant, c'est-à-dire la ventilation alvéolaire, est mesurable moyennant certaines hypothèses. En particulier, il faut déterminer le volume mort. En pratique, ce volume mort ne croît que lègèrement avec de niveau de la puissance imposée. On peut donc calculer valablement $\dot{V}_A$ connaissant le débit ventilatoire et la fréquence ventilatoire (équation p. 26).

Les autres méthodes d'estimation des échanges entre l'alvéole et le globule rouge transporteur relèvent des méthodes encore plus raffinées, mesure directe de la capacité de diffusion de l'oxygène au cours de l'exercice, ou indirecte utilisant l'oxyde de carbone : test de diffusion ou de transfert au CO, ou DCO ou TCO). Ces sujets ne peuvent être abordés dans le cadre de cet opuscule.

En conclusion, dans le domaine des échanges gazeux, l'exploration fonctionnelle respiratoire peut se résumer à la seule mesure de P_{O_2}, de P_{CO_2} et du pH artériel.

A défaut de sang prélevé dans une artère, il est souvent possible, en toute première approximation, de se contenter de sang capillaire artérialisé par vaso-dilatation (effets de la chaleur ou de pommades révulsives).

A partir des données de référence (tabl. I), on peut esquisser rapidement quelques-uns des différents syndromes les plus typiques de la pathologie pulmonaire. Bien que ces perturbations soient généralement associées, on peut distinguer schématiquement :

— les syndromes hypoxémiques,

— les troubles de l'équilibre acido-basique.

TABLEAU V. — SCHÉMA DU DIAGNOSTIC FONCTIONNEL DES HYPOXÉMIES (*Pa_{O_2} basse*), LIÉES A DES PERTURBATIONS DE LA FONCTION PULMONAIRE.

	SYNDROME	HYPOVENTILATION ALVÉOLAIRE	TROUBLE DE LA DIFFUSION ALVÉO-CAPILLAIRE	TROUBLE DE LA VENTILATION PERFUSION	CONTAMINATION DU SANG ARTÉRIEL PAR DU SANG VEINEUX (SHUNT)
	Pa_{CO_2}	Élevée	Normale	Normale	Normale
« Gradient » alvéolo-capillaire d'oxygène.	En normoxie	Approximativement nul	Élevé	Elevé	Elevé
	En hypoxie		Croît	Diminue	Diminue fortement
	En hyperoxie		Disparaît	Disparaît	Augmente considérablement

2. *2.* 1. — **Les syndromes hypoxémiques.** — Il existe une hypoxémie quand Pa_{O_2} est inférieure à la norme (Pa_{O_2} = 95 mmHg), ce qui tend à réduire la saturation oxyhémoglobinée. Au cours de l'exercice musculaire, chez le sujet normal, il n'existe pas d'hypoxémie, que cet exercice soit supporté ou non. Au contraire, chez le sujet pathologique, Pa_{O_2} s'abaissera, que cette valeur soit normale au repos (incapable respiratoire) ou bien qu'elle soit déjà anormalement basse (insuffisant respiratoire).

L'hypoxémie, ainsi rencontrée, peut être due (tabl. V) :

— soit à l'hypoventilation alvéolaire globale,

— soit à un non ajustement de cette ventilation alvéolaire, plus ou moins normale, à la perfusion des capillaires pulmonaires,

— soit à un trouble de la diffusion alvéolo-capillaire,

— soit, encore, à l'existence d'une contamination du sang artériel par du sang veineux (shunt veino-artériel).

2. *2.* 2. — **Les troubles de l'équilibre acidobasique.** — Il y a trouble de l'équilibre acido-basique, soit dans le sens d'une acidose, soit dans le sens d'une alcalose, quand le pH artériel est inférieur ou supérieur à la norme ($pH_a = 7,40$). Mais ce diagnostic est insuffisant si l'on n'associe pas, à la mesure de pH, celle de la pression partielle du CO_2. Cela permet de caractériser différents aspects de ces troubles : l'hypocapnie ou l'hypercapnie.

L'usage d'un diagramme P_{CO_2} — pH (fig. 11) facilite la description des différents cas possibles. Chez le sujet sain, ce n'est que lorsque la puissance maximale supportée est dépassée que l'hyperpnée, qui en résulte (fig. 10), peut entraîner une hypocapnie. L'alcalose gazeuse, par réduction du stock mobilisable du CO_2 sanguin, tend à compenser l'acidose métabolique engendrée par les conditions anaérobiques tissulaires, productrices d'acide lactique. Chez le sujet « incapable respiratoire », l'exercice fera apparaître une hypercapnie par insuffisance de l'hématose. Chez l'insuffisant respiratoire, l'hypercapnie du repos va s'aggraver avec l'exercice. Une acidose respiratoire s'ajoute à l'acidose métabolique. (v. notamment : Davenport, 1969).

Chez ces patients, les troubles de la mécanique ventilatoire, liés le plus souvent à des perturbations de la dynamique de l'expiration, déterminent un déséquilibre de l'homéostasie du milieu intérieur et limitent les possibilités d'assurer les échanges respiratoires correspondant à l'épreuve mécanique. Il apparaît un conflit entre les besoins de l'hématose et les possibilités de l'échangeur ventilatoire, dont le débit tend à être démesurément exagéré par l'hypoxémie, l'hypercapnie et l'acidose, tous trois facteurs d'hyperpnée. Le seuil de ce déséquilibre, qui peut être caractérisé par le changement de valeur de l'équivalent respiratoire, apparaît à un niveau plus faible de la puissance imposée. La puissance maximale supportée (P. M. S.) est plus faible. Il en est de même de la capacité aérobique.

CHAPITRE V

EXPLORATION DES POSSIBILITÉS MAXIMUM DE LA FONCTION VENTILATOIRE A UN NIVEAU MÉTABOLIQUE DIFFÉRENT DE L'EXERCICE MUSCULAIRE

On pourrait à priori penser que certaines valeurs, dont la mesure est usuelle en exploration fonctionnelle (capacité vitale, V. E. M. S. et ventilation maximale volontaire) ne doivent pas être envisagées dans le cadre de cet opuscule. Et de fait elles sont souvent considérées comme des grandeurs d'ordre statique, et donc biométriques.

Sur le plan de l'exploration fonctionnelle d'effort, l'utilisation de ces valeurs pourrait ressortir des trois pôles suivants :

a) utilisation de ces valeurs dans certains indices comme celui de Pignet, et surtout de Pignet modifié ou Pimo (v. Andrivet, Leclercq et Chignon). Acceptables à la rigueur sur le plan d'une sélection à grande échelle, ces indices ne le sont pas en matière d'exploration fonctionnelle d'effort,

b) déduction des performances possibles d'un sujet. Là aussi, l'intérêt pourrait se situer sur le plan de la sélection, mais en fait il ne repose guère que sur des corrélations plus ou moins bien vérifiées actuellement,

c) étude de la mécanique ventilatoire de l'effort expiratoire.

Seul ce dernier point pourrait être envisagé dans le cadre de l'exploration fonctionnelle d'effort, et nous rappellerons donc très brièvement les données de base de la spirographie. Le lecteur qui souhaiterait plus de détails à ce sujet pourrait se reporter à des traités classiques comme celui de Denolin, Sadoul et Orie.

I. — DONNÉES SPIROGRAPHIQUES

La spirométrie est la mesure, et la spirographie la mesure avec enregistrement (généralement à encre), des valeurs suivantes :

a) *Capacité vitale* (C. V.) *:* c'est le maximum du volume mobilisé au cours d'un cycle ventilatoire forcé.

Les mesures faites dans les conditions ambiantes (dites ATPS), c'est-à-dire celles du spirographe, sont rapportées après correction BTPS et par comparaison à des normes (exprimées généralement par tranches d'âge et de taille).

La capacité vitale se subdivise en :

— volume de réserve inspiratoire, ou V. R. I. (anciennement : « air complémentaire »),

— volume courant ou V_T, pour « tidal volume » (anciennement : « air courant »),

— volume de réserve expiratoire ou V. R. E. (anciennement : « air complémentaire »).

b) *Volume expiratoire maximum seconde* ou *V. E. M. S. :* Initialement introduit par Tiffeneau (1948) sous le nom de « capacité pulmonaire utilisable à l'effort », il représente le maximum d'air que peut expirer le sujet dans la première seconde suivant une inspiration forcée.

Il existe un rapport normal de 60 à 70 % selon l'âge * entre le V. E. M. S. et la C. V.

On définit un syndrome « obstructif » ou « restrictif » selon la prédominance du déficit ventilatoire sur le V. E. M. S. seul, ou sur le V. E. M. S. et la C. V.

c) *Ventilation maximale minute* (*V. M. M.*) ou « maximale volontaire » (V. M. V.), épreuve dans laquelle le sujet ventile à une fréquence imposée, pour un volume courant maximal.

Au cours de l'exercice musculaire, on l'a vu, le sujet n'utilise pas toute sa capacité vitale quand le volume courant s'accroît en fonction de la puissance imposée. En première approximation, on retiendra la notion d'un volume courant maximal de l'ordre de 50 % de la C. V., aussi ne doit-on pas s'étonner de la diversité des corrélations établies entre cette grandeur et l'aptitude à l'effort.

La capacité vitale ne peut être considérée comme un facteur limitatif de l'exercice qu'en cas d'un trouble pathologique extrême de la mécanique ventilatoire (syndrome restrictif important, fig. 12). Encore convient-il de tenir compte de la rigidité du parenchyme (mesure de la compliance).

II. — MÉCANIQUE VENTILATOIRE DE L'EFFORT EXPIRATOIRE

On peut regrouper, sous cette rubrique, un ensemble de procédés destinés à déterminer les mécanismes de la limitation dynamique de la ventilation.

Il a été montré qu'il existe de très fortes présomptions en faveur d'une non limitation de l'exercice musculaire par une dépense énergétique ventilatoire excessive (Jacquemin et coll., 1967). La limitation est vraisemblablement d'ordre mécanique, liée à celle de l'expiration rapide.

* Plus élevé encore chez les enfants de 10 à 16 ans (90 %) v. notamment les travaux de Vialatte et coll. (1967).

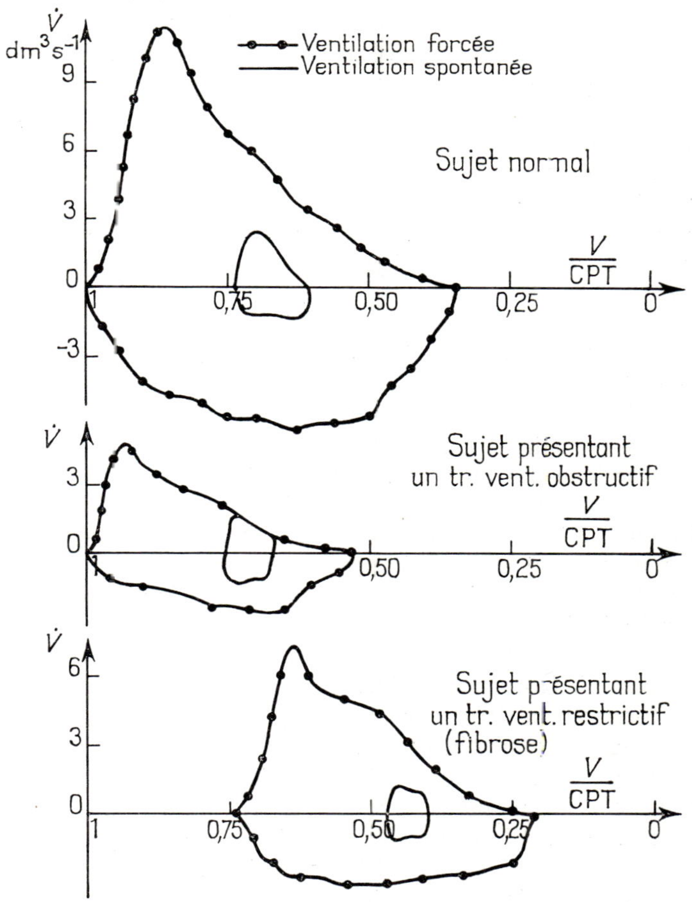

FIG. 12. — *Relation entre le débit gazeux instantané* ($\dot{V}$ *litres par seconde*) *et la capacité pulmonaire totale, rapportée à la valeur théorique du sujet considéré* (cf tableau *V*) *au cours d'épreuves de mobilisation de la capacité vitale à débit et à force maxima* (*ventilation forcée*) *Les débits expirés sont comptés positivement.*

La valeur unité des abscisses correspond à l'inspiration maximale. L'écart entre zéro et l'extrémité de la droite de la courbe (fin d'expiration forcée) correspond au volume résiduel (V_R). A l'intérieur de la grande courbe, la petite représente la ventilation spontanée au repos. Au cours de l'exercice, la courbe débit-volume grandit car le débit croît ainsi que le volume courant. Le maximum possible est la courbe enveloppe forcée.

Le sujet présentant un syndrome obstructif est caractérisé par une augmentation de son volume résiduel (moitié de la capacité totale) et une réduction de son débit expiré maximal. La courbe de ventilation spontanée au repos se confond avec l'enveloppe maximale. Au cours de l'exercice musculaire ce sujet ne peut augmenter son débit.

Le sujet présentant un syndrome restrictif a une capacité pulmonaire totale réduite par rapport à la norme (75 % dans le cas ci-dessus). La capacité vitale et le volume résiduel sont légèrement réduits, alors que le débit expiratoire spontané est encore inférieur au maximum possible (courbe enveloppe).

Cette limite a été parfaitement identifiée par le V. E. M. S. Les données concernant ce chapitre sont encore en pleine évolution. Aussi, seules quelques indications seront fournies, destinées à tenter d'expliquer pourquoi il est possible d'envisager une limitation ventilatoire des performances musculaires.

Les voies aériennes trachéo-bronchiques intra-thoraciques ne sont pas rigides. Elles sont déformables et ne s'opposent que partiellement à la compression réalisée par la contraction des muscles expiratoires. Ces muscles sont donc, à la fois, moteur et frein de l'expiration.

— moteur parce qu'ils accroissent la pression alvéolaire, qui devient supérieure à la pression atmosphérique, ce qui permet ainsi l'écoulement gazeux expiratoire,

— frein parce qu'ils compriment les voies qui permettent cet écoulement. La résistance à l'écoulement expiratoire est accrue. La diminution du calibre bronchique dépend de la différence de pression entre l'extérieur de la bronche (la pression intra-thoracique mesurée par la pression œsophagienne) et la pression intra-bronchique. L'expiration forcée est donc limitée par une compression dynamique des bronches. Il s'agit d'un phénomène physiologique, qui n'apparaît que dans la quatrième partie terminale de l'expiration forcée d'un sujet normal. Mais il apparaîtra à un niveau plus élevé de la capacité vitale pour un sujet ayant des résistances élevées des petites bronches. C'est ce qu'on observe chez les sujets bronchitiques, asthmatiques et emphysémateux, comme il a été indiqué à propos du V. E. M. S. Ces sujets ne peuvent expirer rapidement, car ils collabent leurs bronches. Ils ne peuvent mobiliser un grand volume courant à fréquence rapide. Leur ventilation maximale volontaire est réduite comme peut l'être leur ventilation involontaire, imposée par l'exercice musculaire (syndrome obstructif).

Actuellement, on tend à quantifier ce phénomène en enregistrant, simultanément, le débit instantané et le volume courant (fig. 12). On montre, ainsi, que pour les volumes élevés dans la capacité vitale, il n'y a pas de frein à l'écoulement par compression trachéo-bronchique. C'est à ce niveau qu'on atteint le « débit de pointe », débit instantané maximal. La valeur de ce débit dépend de l'effort musculaire expiratoire.

Au-delà du premier quart de la capacité vitale (schématiquement), la compression bronchique croît, et le débit instantané (pour un volume pulmonaire donné) devient indépendant de l'effort musculaire ventilatoire.

Une méthode encore plus complexe mesure simultanément les trois éléments du conflit mécanique, c'est-à-dire la pression œsophagienne, le débit gazeux expiré (par pneumotachographie) et le volume de la cage thoracique (par pléthysmographie corporelle totale). On observe que, pour un volume donné, au-delà d'une « pression-seuil », le débit instantané possible est indépendant de l'effort exercé. Il est constant, quelle que soit la pression alvéolaire développée. Au-delà de l'ensemble des « pressions-seuil », pour un volume pulmonaire donné, il est inutile de développer des pressions motrices, car le débit instantané ne peut croître.

Or, il semble de plus en plus évident que, spontanément, l'organisme au cours d'un exercice musculaire intense ne tend pas à développer de telles pressions inefficaces. Sur un diagramme pression-volume, la courbe délimitant le cycle ventilatoire demeure en deçà de la courbe de pression-seuil. S'il existe une limite ventilatoire de l'exercice musculaire, elle se situe donc à ce niveau mécanique et non au niveau énergétique. Les performances ventilatoires ne seraient pas limitées par l'accroissement de la dépense énergétique, mais par l'inefficacité de la ventilation du gaz.

Il est hors du cadre de cet exposé de suggérer les mécanismes, vraisemblablement à substratum nerveux, qui empêchent le développement de pressions alvéolo-bronchiques inefficaces au cours d'une ventilation spontanée. Notons toutefois, qu'au cours d'épreuves volontaires, ces mécanismes spontanés de limitation sont éliminés. Les deux conditions de ventilation maximale (volontaires et involontaires) sont différentes.

C'est encore au contrôle neuro-ventilatoire volontaire qu'on doit une partie très importante de la *rééducation ventilatoire*. Il ne convient pas aux incapables ventilatoires et, a fortiori, aux insuffisants respiratoires (surtout si leur infirmité est liée à un syndrome obstructif) de forcer sur leur débit expiratoire. L'effort ventilatoire, au sens strict du terme, c'est-à-dire que ce soit au repos ou au cours de l'exercice musculaire, est inefficace dans le dernier quart de la capacité vitale. Cet effort, s'il n'est pas correctement contrôlé, sert surtout à comprimer les bronches. Il s'ensuit une dépense énergétique gaspillée, car elle n'est pas utilisée à la réalisation d'un débit expiratoire adéquat. L'apprentissage d'une nouvelle modalité de la ventilation doit porter surtout sur le contrôle volontaire de l'expiration. Il convient de substituer, par apprentissage, au contrôle spontané de la ventilation, une nouvelle coordination volontaire des muscles ventilatoires, coordination où la part des muscles expiratoires abdominaux doit être importante.

CHAPITRE VI

EXPLORATION DE LA FONCTION CARDIO-VASCULAIRE A L'EFFORT

GÉNÉRALITÉS

L'exploration fonctionnelle d'effort répond en matière cardiovasculaire à 2 grands objectifs :

— l'appréciation de la circulation coronaire et de ses possibilités de vasodilatation active à l'effort, qui caractérisent la « réserve coronarienne »,

— la détermination de l'aptitude physique ou étude des possibilités d'adaptation cardio-respiratoire à l'effort, et des facteurs limitatifs de l'effort chez un sujet donné.

L'exploration de la réserve coronaire constituera l'objet du présent chapitre. Elle s'appuiera sur un critère objectif simple et fidèle : l'E. C. G. enregistré pendant l'effort musculaire et après l'arrêt de celui-ci.

Des tests paracliniques calibrés visant à imposer à la circulation coronaire une charge définie et reproductible, (stimulation auriculaire — tests à l'isoprénaline) s'appuyant sur le même critère électrique, peuvent être substitués à l'effort musculaire.

Nous aborderons successivement dans ce chapitre :

1. — L'E. C. G. d'effort,
1. *1.* — Les buts de l'E. C. G. d'effort,
1. *2.* — Les méthodes,
1. *3.* — Les conditions d'enregistrement de l'E. C. G. d'effort,
1. *4.* — Les motifs d'interruption de l'E. C. G. d'effort,
1. *5.* — Les critères d'interprétation de l'E. C. G. d'effort,
1. *6.* — La valeur diagnostique de l'E. C. G. d'effort,
1. *7.* — La valeur pronostique de l'E. C. G. d'effort,
2. — La stimulation auriculaire,
2. *1.* — Principe,
2. *2.* — Modalités,
2. *3.* — Résultats.

3. — Le test à l'Isoprénaline,
3. *1.* — Principe,
3. *2.* — Modalités,
3. *3.* — Résultats,
4. — Les autres tests d'exploration de la réserve coronaire.

I. — L'E.C.G. D'EFFORT

1. *1.* — ***Les buts de l'électrocardiogramme d'effort.*** — Le but de l'électrocardiogramme d'effort est triple : diagnostic, pronostic, thérapeutique.

1. *1.* 1. — **But diagnostique.** — Dans le domaine des précordialgies douteuses ou atypiques posant le problème de leur nature angineuse, l'électrocardiogramme d'effort est, après la coronarographie, l'examen le plus sensible pour mettre en relief un déséquilibre entre besoin myocardiaque en oxygène et apport en oxygène.

De même, en matière d'insuffisance cardiaque, de troubles du rythme inexpliqués chez le sujet jeune (crises de tachycardie ventriculaire, arythmie complète, extra-systoles ventriculaires multiples polymorphes) l'électrocardiogramme d'effort permet de suspecter l'origine coronarienne de ces diverses manifestations pathologiques en révélant les images d'ischémie lésion, caractéristiques.

Dans les images électriques anormales (troubles de la repolarisation), l'électrocardiogramme d'effort trouve aussi une indication diagnostique de choix.

Enfin, au sein d'une population à facteurs de risque élevés (obésité, hypertension, tabagisme, hérédité coronarienne, etc...) l'E. C. G. d'effort permet de reconnaître à un stade infraclinique l'insuffisance coronarienne.

1. *1.* 2. — **But thérapeutique.** — L'électrocardiogramme d'effort permettant de quantifier la tolérance à l'effort d'un malade donné, cette méthode fournit le moyen indispensable d'appréciation de l'efficacité d'une thérapeutique médicamenteuse ou chirurgicale, et élimine donc l'incertitude inévitable pesant sur l'ensemble des signes fonctionnels, allégués par le malade.

Dans le cadre particulier des suites d'infarctus du myocarde, l'électrocardiogramme d'effort permet d'apprécier le rentissement de la cardiopathie sur les possibilités d'adaptation du malade à l'effort et de réadaptation au travail. La comparaison de la charge réellement tolérée et du coût énergétique du travail professionnel permet de fournir une réponse logique au problème de la reprise du travail ou du reclassement professionnel éventuel.

La surveillance de l'électrocardiogramme d'effort est un des éléments fondamentaux de la réhabilitation du coronarien.

1. *1.* 3. — **But pronostique.** — L'électrocardiogramme d'effort permet de quantifier la réserve coronarienne du patient : plus minime est l'effort déclenchant, plus important est le sous-décalage de ST, plus sévères et diffuses seront les lésions coronariennes découvertes à la coronarographie, et plus élevé est le risque de mort subite et de thromboses coronaires.

L'électrocardiogramme d'effort apporte donc un élément pronostique comparable à celui fourni par la coronarographie (visualisation radiologique des coronaires).

1. 2. — *Les méthodes d'E. C. G. d'effort.* — Comme il a été dit plus haut, on peut recourir :

— soit aux tests à palier unique,
— soit aux tests à charges croissantes.

1. 2. 1. — Tests à palier unique : le test de Master — Ses dérivés. — Nous décrivons ici le test de Master (v. chap. III, 2. 1), le plus employé de toutes les épreuves d'effort à palier unique.

Master préconise pour ce test l'utilisation d'un escabeau à deux marches, chaque marche ayant une hauteur de 23 cm et une profondeur de 25 cm.

L'escabeau est placé le long d'un mur à 25 cm environ de celui-ci, cette proximité donnant au malade un sentiment de sécurité, facteur d'équilibre.

Le médecin doit rester près de l'escabeau de façon à surveiller en permanence son malade, à recueillir ses sensations subjectives et à pouvoir l'aider en cas de besoin.

Comme avant tout électrocardiogramme d'effort, on doit s'assurer :

— que le malade est à jeûn ou n'a pris qu'une légère collation,
— qu'il n'a pas présenté de crise d'angor spontané ou d'aggravation brutale de sa symptomatologie dans les 15 jours précédents,
— qu'il n'a pas reçu dans le même laps de temps des médicaments capables de modifier la repolarisation (Digitaline, Quinidine, diurétique, Prénylamine...),
— que son électrocardiogramme basal n'a pas subi de modification récente.

On explique au malade le déroulement de l'épreuve : on lui recommandera d'arrêter son effort dès qu'apparaît une douleur angineuse ou l'un de ses équivalents.

On lui signifie le nombre d'ascensions par minute qu'il doit exécuter (nombre fixé par les tables de Master tenant compte du poids du sujet).

On prépare alors le malade par la mise en place des électrodes périphériques rattachées au câble patient. Ce câble patient n'est pas fixé à l'électrocardiographe : ainsi, le malade peut-il monter et descendre l'escabeau sans être gêné par les fils de dérivations.

La vitesse d'exécution de l'épreuve est contrôlée par l'utilisation d'un métronome qui permet au malade de faire exactement le nombre d'ascensions voulues par minute.

La durée de l'épreuve est de 1 mn, 30 pour le test de Master simple; 3 mn pour le double test de Master.

Ce dernier test sera mis en œuvre chaque fois que le premier est resté négatif.

Dès l'épreuve terminée, le patient s'allonge, le câble-patient est rattaché à l'appareil d'enregistrement de l'électrocardiogramme et l'E. C. G. est enregistré immédiatement puis à 2 minutes et à 6 minutes après la fin de l'effort, au-delà encore, jusqu'à ce que l'électrocardiogramme soit revenu à la normale.

Les dérivations enregistrées successivement à la fin de l'effort sont dans l'ordre V6, V5, V4, V3, les deux premières étant les plus parlantes, et D2, D3, et D1.

Master dans ses dernières publications recommande, pour augmenter la sécurité de l'épreuve, de surveiller l'E. C. G. pendant toute la durée de celle-ci, soit par télé-transmission, soit en recourant à des dérivations spéciales, moins soumises aux parasites d'origine musculaire ; les électrodes des M. S. étant placées sous les clavicules et les électrodes des M. I. placées au niveau des crêtes iliaques : ainsi, obtient-on une donnée capitale que ne donnait pas le test de Master classique : *la fréquence cardiaque maxima pendant l'effort.*

Il est d'autres tests à palier unique (v. notamment Blackburn, 1969) : *test de Keys* très proche du test de Master, mais utilisant un escabeau à marches de 30 centimètres de hauteur exigeant donc une plus grande dépense énergétique — *steptest de Harvard* à marche unique de 50 cm de hauteur.

Le *test du tapis roulant de Simonson,* charge unique définie par la vitesse de rotation du tapis roulant et l'angle d'inclinaison du tapis roulant.

VALEUR DES ÉPREUVES A PALIER UNIQUE. — Les mérites de ces épreuves résident :

— dans la simplicité de leur mise en œuvre,

— dans le caractère peu coûteux du matériel employé (spécialement pour le test de Master et les tests de Keys et de Harvard),

— dans la rapidité et la sécurité de ces épreuves.

Les inconvénients sont nombreux.

a) *Absence de standardisation.* — Malgré les apparences, le test de Master fondant la variation de la charge en fonction du poids du patient n'est pas rigoureusement standardisé : Rowell et coll. (1965) ont trouvé des consommations d'oxygène variant de + ou — 11,96 cm^3 d'oxygène par kg de poids chez 12 sujets de poids différent soumis au test de Master simple, défini en fonction de la table proposée par l'auteur.

b) *Méconnaissance de la fraction de réserve coronaire mise en jeu.* — On estime que pour une fréquence cardiaque de 150, 75 à 80 % de la réserve coronaire est mise en jeu.

Mais, dans sa forme classique, le test de Master méconnaissant la fréquence cardiaque atteinte pendant l'effort ne permet pas d'apprécier la sévérité de l'épreuve imposée à la circulation coronaire du sujet exploré.

L'appréciation de cette fréquence immédiatement en fin d'épreuve ne remplace en aucune manière sa surveillance en cours d'épreuve, car on sait que la fréquence cardiaque diminue de façon très rapide à l'arrêt de l'effort. De plus, la durée de l'épreuve est trop brève pour que l'état d'équilibre soit atteint, ainsi que la fréquence cardiaque maximale significative.

c) *Faible sensibilité.* — Le double Master et a fortiori le test de Master simple ne constituent pas un test suffisamment sévère et discriminant : les études de Todesco et Gambari (1965) ont montré que la fréquence moyenne obtenue pendant l'effort pour un double test de Master est de 139, soit 70 % de la fréquence maximale théorique. Or, pour être discriminante, une épreuve d'effort doit atteindre 90 % de cette fréquence maxima-théorique. On s'explique donc que 80 % des coronariens avérés n'aient pas de réponse positive au test de Master simple et que 45 % d'entre eux encore restent silencieux au double Master. Un test de Master négatif n'autorise donc aucune conclusion sur l'état de la circulation coronaire. En revanche, un test positif signe d'importantes lésions coronariennes.

1. *2.* 2. — **Les tests à charges croissantes.** — Ces tests permettent d'atteindre des charges beaucoup plus élevées qu'avec les tests à palier unique. Ils permettent de déterminer la consommation maximale d'oxygène si on les pousse au maximum. Ils seront donc plus discriminants mais aussi plus dangereux que les tests à palier unique.

Que l'on utilise la bicyclette ergométrique ou le tapis roulant, il existe deux façons de procéder :

a) Les paliers successifs entrecoupés de phase de repos (v. notamment Blackburn, 1969). L'intérêt d'une telle façon de procéder est d'atteindre le plus haut niveau de charges en raison de la moindre fatigue musculaire du sujet.

Ces tests seront donc particulièrement adaptés pour l'appréciation de l'aptitude physique.

b) Dans une seconde variante, il n'est pas observé d'intervalles de repos entre chaque niveau de la charge : l'augmentation de la charge est de 25 à 50 watts à chaque palier suivant les individus.

La durée de chaque palier varie de 3 à 6 minutes permettant d'atteindre « l'état d'équilibre » compatible avec une mesure valable de la fréquence cardiaque et éventuellement de la consommation d'oxygène pour un niveau de travail donné.

Cette seconde façon de procéder répond beaucoup mieux aux exigences de l'E. C. G. d'effort. Ces tests auront d'autant plus de valeur diagnostique que la fréquence cardiaque atteinte est plus élevée. *Il est souhaitable de se situer à 90 % de la fréquence maxima théorique pour l'âge, définie par la formule N = 220 — âge du sujet.*

Théoriquement, il est encore mieux d'atteindre cette fréquence maximale théorique car la totalité de la réserve coronarienne est alors mise en jeu, mais se pose alors un problème d'interprétation d'une réponse positive, le métabolisme anaérobie intervenant à des degrés divers à ce niveau de charge.

LES MODALITÉS PRATIQUES DES TESTS D'EFFORT SUB-MAXIMAUX. — * *Le test du tapis roulant selon Bruce.* Dans cette épreuve, le patient est invité à marcher sur un tapis roulant (v. chap. III, **2**, *2*) dont la vitesse et l'inclinaison par rapport à l'horizontale sont réglables.

Le sujet est invité à continuer l'épreuve jusqu'au maximum de ses possibilités physiques. En dehors d'une modification objective de l'E. C. G. ou de l'apparition d'une douleur constrictive, il n'interrompt l'épreuve que lorsqu'il est dans l'impossibilité de continuer.

Le dernier palier atteint avant l'arrêt de l'épreuve d'effort définit l'aptitude physique maximale du sujet. En fait, en matière d'E. C. G. d'effort, le dernier palier se situe à la fréquence 170 ou à 90 % de la fréquence cardiaque maximale théorique pour l'âge.

Ce test de grande valeur souffre cependant deux critiques :

— l'adaptation du sujet est souvent difficile en particulier chez le sujet âgé et demande un entraînement par plusieurs séances préalables,

— la reproductibilité de l'épreuve n'est pas aussi bonne que celle obtenue avec la bicyclette ergométrique (il existe une marge importante de variations dans la consommation d'oxygène maximale chez le même sujet d'un jour à l'autre, variations allant de 10 à 15 %.)

* *La bicyclette ergométrique* (v. chap. III, **2**, *3*). — *Exécution de l'épreuve en position assise.* Le sujet doit être à jeûn ou n'avoir pris qu'un repas léger 2 heures avant. Il ne doit pas fumer dans l'heure qui précède l'épreuve.

Selle et guidon sont placés à hauteur convenable de façon à maintenir une légère flexion du genou pour la position la plus basse du pied sur le pédalier.

Le choix de la charge initiale est fonction de l'âge et de la condition physique du sujet : chez un sujet âgé ou chez un cardiaque ou coronarien avéré, on commencera par une charge de 1 kilo ou 50 watts, chez un adulte entraîné, on commencera d'emblée par 100 watts et chez un sportif on pourra commencer d'emblée par 150 watts.

La durée de chaque palier varie entre 4 et 6 minutes. Pour notre part, nous adoptons régulièrement une durée de 5 minutes suffisante à atteindre un état d'équilibre. Ce n'est qu'en cas de différence de la fréquence cardiaque supérieure à 5 entre la 4e et 5e minute que l'on prolonge le palier à 6 minutes. Inversement, on peut raccourcir les paliers et passer au palier suivant dès que la fréquence cardiaque marque un plateau sur deux minutes consécutives.

Cette fréquence cardiaque est lue par affichage direct sur un cardiotachymètre ou est calculée sur l'E. C. G. enregistré.

L'E. C. G. est surveillé en permanence par l'utilisation d'un oscilloscope.

1. *3.* — ***Les conditions pratiques d'enregistrement de l'E.C.G. d'effort.*** Les épreuves d'effort maximales et sub-maximales beaucoup plus que l'épreuve de Master posent des problèmes pratiques d'enregistrement, car les causes de parasitage sont multiples.

Elles peuvent être liées :

— à un contact défectueux entre peau-électrodes,

— à des secousses musculaires expliquant la nécessité d'un emplacement judicieux des électrodes en des zones non soumises à mouvements ou à contractions,

— à l'ampleur des mouvements respiratoires pouvant entraîner une inversion intermittente des ondes T,

— à la tachycardie déterminant un abaissement de l'espace PR et ST par addition de l'onde de repolarisation auriculaire : il devient parfois très difficile de définir la ligne de base.

Ces différents parasites ont été éliminés par les artifices suivants :

— les électrodes traditionnelles sont éliminées en raison de la variabilité de leur surface de contact avec la peau ; on n'utilise plus actuellement que des électrodes auto-adhésives à cupules d'argent du type Beckman, présentant en leur centre une chambre à pâte conductrice ; elles ne sont appliquées sur la peau qu'après un dégraissage très énergique de celle-ci à l'éther. Blackburn (1969) recommande même une abrasion localisée pour améliorer les conditions de contact.

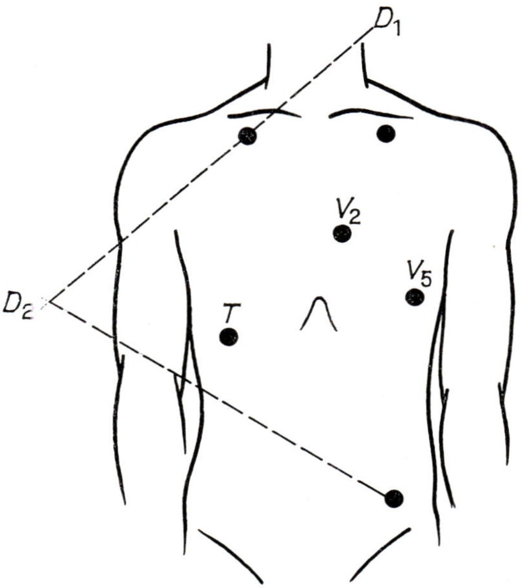

FIG. 13. — *Dérivations utilisées dans l'E. C. G. d'effort.*

Ces dérivations, selon le mode de réception (par fils ou par ondes courtes) peuvent être bipolaires des membres, unipolaires, ou bipolaires thoraciques (voir texte).

— pour éliminer l'instabilité de la ligne de base liée parfois à la traction des fils, on peut recourir à la télé-transmission préconisée par Parker et collaborateurs dès 1953.

Nous utilisons ce procédé qui nous donne toute satisfaction et n'avons pas eu à déplorer les réponses faussement positives signalées par certains (Harichaux Lesbre et coll., 1971).

LES DÉRIVATIONS (fig. 13). — L'emplacement des électrodes enfin est fondamental. Le plus pratique pour les dérivations bi-polaires est de placer les électrodes des membres supérieurs en zones sous-claviculaire au niveau de la ligne médio-claviculaire et de placer les électrodes des membres inférieurs au niveau des crêtes iliaques correspondantes.

En précordiales, on peut recourir soit aux unipolaires traditionnelles, soit aux bipolaires thoraciques, qui donneraient selon Astrand une plus grande amplitude par rapport aux premières.

Différentes bipolaires thoraciques ont été proposées. V5, V5R/V4, V5R, V3, V6/V1, V6 (dérivation de Pescador). En fait, les études systématiques et comparatives de Blackburn et collaborateurs (1969) ont révélé que pratiquement toutes les modifications de ST sont décelées dans 6 des 12 dérivations standards D2, VF, V3, V4, V5, V6; V5 est la dérivation la plus parlante (89 % des cas).

La comparaison des différentes bipolaires thoraciques possibles fait apparaître la supériorité de la bipolaire manubrium — V5 dite CM5. Cette dérivation donnerait 4 % de faux positifs mais *elle est la plus sensible aux modifications ischémiques de* ST.

On ne saurait cependant se contenter de l'enregistrement de cette dérivation unique et il importe dans chaque cas particulier d'enregistrer également les dérivations explorant la face inférieure du cœur : Il apparaît en effet que la sensibilité respective des dérivations latérales et des dérivations explorant la face inférieure est dans un rapport de 10 à 1.

En résumé, on peut dire qu'aujourd'hui grâce à l'utilisation des électrodes auto-collantes situées de façon adéquate, il n'existe plus de problème d'enregistrement de l'E. C. G. d'effort.

DURÉE DE L'ENREGISTREMENT DE L'E. C. G. D'EFFORT. — Après arrêt de l'effort la récupération de la dette en O_2 demande une dizaine de minutes en moyenne pour les tests d'effort décrits plus haut : l'*état d'hyperactivité se maintient donc et est parfois maximum après l'arrêt de* l'effort. Ce phénomène est lié aux modifications métaboliques induites par l'effort (hypoxie, hypercapnie, acidose lactique).

Il persiste donc, pendant les dix minutes qui suivent l'arrêt de l'épreuve d'effort, la possibilité de crise angineuse, et de modifications électrocardiographiques caractéristiques.

C'est ainsi que Salzman et coll. (in Blackburn chapitre 23, 1969) ont trouvé la même proportion de tests d'effort positifs pendant et après l'effort.

Westura et coll. (in Blackburn, 1969) vont plus loin puisque, pour eux, 98 % des réponses positives s'observent après l'effort.

Enfin, selon Blackburn, la réponse électrique au décours de l'effort est la donnée la plus discriminante, nettement supérieure à l'E. C. G. en cours d'effort.

C'est pourquoi il est fondamental de surveiller et d'enregistrer systématiquement l'E. C. G. pendant les dix minutes suivant l'arrêt de l'effort.

Dans ces conditions qu'apporte l'E. C. G. au cours de l'effort? deux éléments irremplaçables :

— la fréquence cardiaque maximale permettant d'évaluer indirectement l'intensité de la charge appliquée,

— la sécurité du malade : l'enregistrement ou la surveillance permanente de l'E. C. G. permettant d'interrompre l'effort dès l'apparition des premiers signes électriques qui *précèdent toujours la crise angineuse.*

STANDARDISATION DE L'EFFORT. — Le besoin s'est très vite fait sentir en ergonomie de la nécessité de standardiser les efforts appliqués :

— à des sujets d'âge et d'aptitudes physiques diverses,

— au moyen d'ergomètres variés : marches d'escalier, tapis roulant, bicyclette, manivelle.

Pour que la comparaison des résultats soit possible, il fallait que les efforts fussent mesurables en valeur absolue mais aussi en valeur relative à la capacité physique de l'individu étudié.

En effet, telle épreuve d'effort facilement exécutée par un athlète dépassera la capacité aérobique de tel sujet sédentaire non entraîné.

L'expression en *valeur absolue* (en watts ou kgm/s.) ne pose guère de problème en matière de step-test ou de bicyclette ergométrique. Il n'en va pas de même pour le tapis roulant et la manivelle.

L'expression *relative* la plus satisfaisante a trait au pourcentage de capacité aérobie mise en jeu pendant l'effort; elle implique la mesure de $\dot{V}_{O_2}$ pour chaque niveau de charge. La comparaison des résultats avec les normes d'un groupe témoin (mêmes âge, race, sexe, activité physique et professionnelle) permet ainsi de définir des efforts légers mobilisant moins de 50 % de la capacité aérobie, des efforts sous-maximaux mobilisant 70-80 % et des efforts maximaux mobilisant la totalité.

Mais la mesure de $\dot{V}_{O_2}$ est délicate et fastidieuse, relevant plus du laboratoire que de la clinique.

D'où la nécessité d'un second étalon référence : la fréquence cardiaque.

En dehors de la fibrillation auriculaire, la fréquence cardiaque croit linéairement avec la $\dot{V}_{O_2}$. Toute augmentation de la $\dot{V}_{O_2}$ conditionnée par l'augmentation de l'activité physique implique une augmentation corrélative du débit cardiaque pour couvrir les nouveaux besoins musculaires en O_2. Or nous avons vu (chap. I) que le volume systolique après une brève augmentation initiale restait remarquablement stable pendant l'exécution de l'effort.

L'accroissement progressif du débit cardiaque relève donc de l'augmentation progressive de la fréquence cardiaque jusqu'à un maximum (150 à 200 suivant l'âge) correspondant à la $\dot{V}_{O_2}$ maximale.

La fréquence cardiaque permet donc, comme la mesure de la $\dot{V}_{O_2}$ mais avec une simplicité beaucoup plus grande, de caractériser le niveau de la charge appliquée.

On comprend aisément que l'on parlera d'effort maximal lorsque la fréquence cardiaque maximale pour l'âge aura été atteinte (fréquence maximale = 220 — âge du sujet); d'effort sub-maximal, quand 75 % de la fréquence cardiaque maximale théorique auront été atteints.

On voit l'utilité de tables (fig. 14) donnant la fréquence cardiaque à atteindre en fonction de l'âge du sujet, et du type d'épreuve d'effort retenue : sous-maximale ou maximale.

Toute épreuve d'effort implique donc, pendant toute sa durée, la mesure de la fréquence cardiaque et le choix de la fréquence cardiaque maximale que l'on désire atteindre.

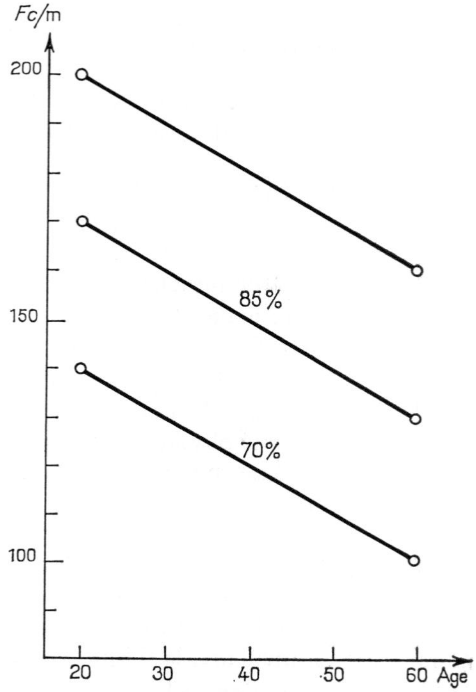

FIG. 14. — *Variations de la fréquence cardiaque maximum Fc/m (moyenne approximative) avec l'âge, selon la relation Fc max = 220 — âge en années.*

Les lignes parallèles en dessous indiquent les proportions approximatives de cette fréquence que l'on étudie dans le cadre d'épreuves sous maximales.

1. *4*. — *Les motifs d'interruption et les contre-indications de l'E.C.G. d'effort*. — Habituellement, l'épreuve d'effort est poussée jusqu'à la fréquence cardiaque maximale théorique (220 — âge du sujet) mais on peut être amené à l'interrompre.

1. *4*. 1. — **Les motifs d'interruption sont les suivants :**

— syndromes subjectifs : crise angineuse ou ses équivalents,
— dyspnée intense,
— crampes musculaires des M. I.,
— fatigue générale,
— vertiges, impressions lipothymiques...,

— modifications de l'électrocardiogramme : sous-décalage de ST supérieur à 1 mm (ie 0,1 millivolt),
— sus-décalage supérieur à 1 mm (ie 0,1 millivolt) troubles de la conduction auriculo-ventriculaire ou intra-ventriculaire,
— extra-systoles ventriculaires précoces ou polymorphes.
— pression artérielle systémique supérieure à 250 mm de mercure,

1. *4*. 2. — **Sont des contre-indications absolues à ces épreuves d'effort maximales ou sub-maximales :**

— l'insuffisance cardiaque avérée,
— l'angor de repos ou tout syndrome prémonitoire d'infarctus,
— l'infarctus récent de moins de 2 mois,
— l'embolie pulmonaire ou systémique récente,
— l'anévrysme aortique ou ventriculaire,
— la cardiomyopathie obstructive et le rétrécissement aortique,
— l'hypertension pulmonaire sévère,
— le bloc auriculo-ventriculaire du 2e ou 3e degré,
— la tachycardie ventriculaire.

Par contre, nous ne considérons pas personnellement les tachycardies supra-ventriculaires, les extra-systoles ventriculaires ou les blocs de branche comme une contre-indication.

Comparant les motifs d'interruption de l'épreuve d'effort chez le cardiaque et les sujets normaux, Bruce (1969) donne les valeurs suivantes : (facteurs isolés ou associés).

Sujets normaux;

nombre de tests maximaux : 892,
dyspnée : 57 %,
crampes : 45 %,
fatigue générale : 31 %,
douleurs précordiales : 1 %.

Chez les cardiaques :

nombre de tests maximaux : 2586,
dyspnée : 53 %,
crampes : 34 %,
fatigue générale : 41 %,
douleurs précordiales : 24 %.

1. *5*. — ***Les critères d'une épreuve d'effort positive.*** — Les corrélations entre données coronarographiques et résultats de l'épreuve d'effort, ainsi que l'étude du devenir à long terme des malades à épreuve positive ont permis d'aboutir à un certain consensus (fig. 15).

Le premier impératif, avant toute interprétation est de définir et tracer une ligne de base valable passant par l'origine de P et de R ou la jonction de PQ (à jonction de *PR* avec *QRS*) de plusieurs complexes consécutifs stables et alignés sur la même horizontale.

Certains retiennent comme ligne isoélectrique la ligne *QR*. Lepeschkin propose l'horizontale passant par le point de rencontre de la tangente à *PR* et de la verticale élevée par la fin de *S*.

Ce n'est qu'à condition d'avoir bien défini la ligne isoélectrique, qu'une dépression de *ST* peut prendre toute sa signification.

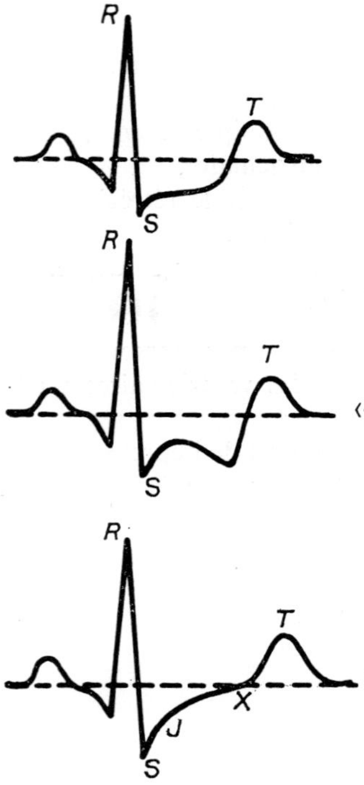

FIG. 15. — *Schéma des modifications des sous-dénivellations du segment ST-T à l'effort (voir texte).*

Avec Wood, (1950, Solvay et Denolin (1967), Blackburn (1969) et beaucoup d'autres, on considérera comme témoin d'une épreuve positive :

* un *ST* sous-décalé à angle droit par rapport à *QRS*, soit horizontal et rigide, soit obliquement descendant en faux avec convexité supérieure (« SAGGING ASPECT »).

La majorité des auteurs exige que cette dépression soit supérieure ou égale à 1 mm et à 8/100 de seconde en durée.

Master (1950) la tient pour significative dès qu'elle atteint 1/2 mm.

* Le sus-décalage de RST horizontal ou convexe vers le haut, supérieur ou égale à 1 mm est un second critère formel. Rencontré surtout dans les E. C. G.

de repos anormaux portant les stigmates d'un ancien infarctus du myocarde, il peut s'observer également dans la catégorie particulière des angors au repos, angor de prinzmetal notamment. Dans une étude portant sur 100 cas d'angor au repos, nous n'avons retrouvé ce sus-décalage en crise que dans 4 cas.

* L'inversion d'une onde u est toujours pathologique.

* L'apparition de troubles de conduction sévères l'est également, de bloc auriculo-ventriculaire partiel ou complet. La signification d'un bloc de branche est par contre discutable.

* En matière de troubles du rythme, seuls les accès de tachycardie ventriculaire peuvent être considérés comme critères d'épreuve d'effort positive. Il n'en va pas de même pour la fibrillation auriculaire, les extra-systoles auriculaires, les extra-systoles ventriculaires. Les études d'Astrand ont bien montré que si la fréquence des extra-systoles ventriculaires augmente, il n'y a aucune corrélation entre la présence de ces extra-systoles ventriculaires et l'existence d'une insuffisance coronarienne électrique ou clinique.

* La discussion reste ouverte quant à la signification :

— de l'inversion franche de l'onde *T*, d'une profondeur ou d'une hauteur supérieure ou égale à 1,5 mm.

Si la plupart des auteurs rejette ce critère, Master le considère comme positif, et Lepeschkin le prend en considération lorsqu'il s'accompagne d'un *QT* long (delta *QT* supérieur à 6/100 de seconde) et que cette inversion de *T* survient seulement à l'effort et non en orthostatisme ou en hyperventilation comme il arrive chez 19 % des sujets normaux.

— de la dépression de RST du type *J* « jonctionnel ». Cette dépression commence au niveau du point *J* (*J* = jonction de *QRS* et *ST*), c'est-à-dire à jonction de *QRS* et du segment *ST*. Ce point *J*, le plus abaissé, se prolonge par un segment *ST* obliquement ascendant rejoignant plus ou moins rapidement la ligne iso-électrique.

Si la plupart des auteurs regardent comme bénigne et normale une telle modification, Master considère comme pathologique la dépression de *J* avec retour lent de ST à la ligne iso-électrique et rapport $\frac{QX}{QT}$ supérieur à 50 % (le point x se définissant comme l'intersection entre la ligne iso-électrique et le segment *ST*). Master apporte comme principaux arguments en faveur de cette interprétation :

- La succession non exceptionnelle sur un même tracé d'une dépression jonctionnelle puis d'un courant de lésion caractéristique,
- La succession dans le temps et chez le même sujet des modifications du type *J* et sous-décalage caractéristique de *ST*.

1. *6.* — *Valeur diagnostique de l'électrocardiogramme d'effort.*

Sensibilité de la méthode. — Les corrélations E. C. G. d'effort-coronarographies ont permis ces dernières années d'établir avec précision la sensibilité de la méthode : le pourcentage d'épreuve d'effort faussement négative est d'autant plus bas que l'épreuve d'effort est plus poussée.

Inversement, le pourcentage d'épreuves d'effort faussement négatives est d'autant plus élevé que le critère électrocardiographique retenu pour la positivité est plus rigoureux : retient-on par exemple comme critères d'une épreuve positive un sous-décalage de 0,5 mm de *ST*, le nombre de faux négatifs pour le double test de Master est de 37 %. Retient-on un sous-décalage supérieur ou égal à 1 mm, le nombre de faux négatifs s'élève à 65 %.

En clinique, la sensibilité de l'électrocardiogramme d'effort doit être conduite au maximum en poussant l'épreuve d'effort imposée au malade jusqu'à 90 % de la fréquence cardiaque maximale théorique. Dans ces conditions, le nombre des épreuves d'effort faussement négatives devient très faible.

Une épreuve d'effort négative devient alors un élément important en faveur de l'intégrité de la réserve coronarienne du sujet considéré, mais elle ne permet en aucun cas de l'affirmer.

Spécificité de l'épreuve d'effort positive. — Une épreuve d'effort positive exprime une insuffisance coronarienne, c'est-à-dire un déséquilibre temporaire entre les besoins myocardiques en oxygène et les apports en oxygène. Elle n'est donc en rien synonyme d'athérosclérose coronarienne. Toute hypertrophie importante myocardique, quelle que soit sa cause (hypertension, valvulite, cardiopathies obstructive ou non obstructive) majore considérablement les besoins myocardiques en oxygène et peut s'accompagner d'une épreuve d'effort positive en dépit de l'intégrité du réseau coronarien.

La spécificité de l'épreuve est donc faible et toute épreuve d'effort positive doit être interprétée en fonction du contexte clinique.

La liste est longue des causes susceptibles de donner une réponse positive à l'épreuve d'effort comme le souligne le tableau VI, emprunté à Solvay et Denolin (1967).

1. *7.* — ***Valeur pronostique de l'E. C. G. d'effort.*** — Master, sur des données statistiques, écrivait dès 1961 que le sous-décalage de *ST* constituait un excellent indice de sévérité lésionnelle et de pronostic.

Mac Conahay et coll. apportent dans leur étude récente la preuve d'une bonne corrélation entre le sous-décalage de *ST* et le nombre d'artères coronaires atteintes. Pour un sous-décalage de *ST* supérieur ou égal à 1 mm, 50 % des sujets ont 2 artères coronaires atteintes de façon significative (sténose supérieure ou égale à 50 %).

— De même pour Serradimigni et coll. (1971) lorsque le sous-décalage de *ST* atteint 2 mm, les coronaires seraient toujours pathologiques.

Les études basées sur l'évolution à long terme des malades à épreuve d'effort positive vont bien dans le même sens : Robb et Marks (1967) notent que :

— pour une dépression de *ST* inférieure ou égale à 1 mm, la mortalité est double de celle d'un groupe témoin,

— pour une dépression de *ST* comprise entre 1 et 2 mm, la mortalité quintuple,

— pour une dépression de *ST* supérieure à 2 mm, le taux de mortalité est multiplié par 20.

TABLEAU VI. — ORIGINES POSSIBLES DE ST ISCHÉMIQUE POST-EXERCICE

1) *Insuffisance du débit coronaire par :*

a) Lésion obstructive du réseau coronaire par athérosclérose étendue et importante,
b) Péricardite constrictive et fibrose endocardique ventriculaire gauche d'origine non coronaire,
c) Sténose aortique congénitale ou rhumatismale sévère,
d) Sténose pulmonaire et sténose mitrale rhumatismale,
e) Hypertension pulmonaire primitive ou secondaire,
f) Lésion aortique provoquant un mauvais remplissage d'un réseau coronaire intact,
g) Hypertension ou hypotension, le plus souvent associées à une athérosclérose coronaire légère,
h) Tachycardie importante et prolongée.

2) *Atteinte pariétale ventriculaire :*

a) Infectieuse,
b) Médicamenteuse,
c) Hormonale,
d) Hypertrophie ou surcharge ventriculaire,
e) Wolf-Parkinson-White,
f) Bloc de branche,
g) Péricardite même cicatrisée avec E. C. G. normal au repos,
h) Antécédents plus ou moins éloignés de tachycardie paroxystique.

3) *Anémie importante de toutes origines et hypoxie :*

4) *Hypokalliémie de toutes origines :*

Médicamenteuse, digestive, iatrogène, dialyse, respiration artificielle.

5) *Troubles fonctionnels :*

a) chez les femmes à la ménopause,
b) en cas d'asthénie neuro-circulatoire ou hyperventilation,
c) après la prise d'un repas,
d) en cas de thyréotoxicose,
e) au cours de changements posturaux.

6) *Artefact sous l'effet :*

a) d'une interférence de voisinage :
   1. du PR précédent
   2. du T auriculaire
   3. du gradient augmenté
b) d'une instabilité de la ligne de base de référence,
c) d'une augmentation trop importante de la fréquence,
d) d'un montage bipolaire thoracique ou d'un défaut de la radio-transmission.

Enfin, des travaux de Blackburn (1969) il ressort également que :

— la dépression ischémique de *ST* fournit un critère pronostique très hautement significatif : le nombre des incidents coronariens est trois fois plus élevé dans le groupe à ST ischémique que dans le groupe témoin,

— la dépression de *ST* du type jonctionnel (code Minnesota 11-4) et l'inversion isolée de *T* n'ont aucune valeur pronotique,

— les extra-systoles ventriculaires n'ont pas de valeur pronostique statistiquement significative (bien que le nombre des accidents coronariens soit légèrement plus élevé que dans le groupe témoin).

Retenons donc de ce chapitre que, s'il n'existe pas de spécificité de l'E. C. G. d'effort, sa sensibilité peut être voisine de 90 % si l'on veille à atteindre 90 % de la fréquence cardiaque maximale théorique pour l'âge du sujet. D'autre part, la valeur pronostique de l'E. C. G. d'effort est désormais établie de façon formelle.

II. — LES ÉPREUVES D'EFFORT PARACLINIQUES : LA STIMULATION AURICULAIRE (OU « PACING » AURICULAIRE)

Il ne s'agit plus ici d'épreuve d'effort physiologique mais de méthode paraclinique réalisable au lit du patient, explorant la seule réserve coronaire sans faire appel à l'épreuve d'effort musculaire.

2. *1.* — ***Principe.*** — Il consiste à stimuler électriquement l'oreillette droite par voie endocavitaire et à étudier l'adaptation de la circulation coronaire à une fréquence cardiaque croissante imposée par un cardio-stimulateur, et se substituant au rythme sinusal.

Le critère d'adaptation de la circulation coronaire est électrocardiographique.

2. *2.* — ***Modalités pratiques.*** — Le cardiologue monte une sonde endocavitaire dans l'oreillette droite par voie sous-clavière ou antibrachiale.

Elle est branchée sur un cardio-stimulateur dont la fréquence de stimulation puisse atteindre 160.

La fréquence initiale de stimulation sera fixée à 100.

Puis on élève la fréquence par paliers de 10 toute les 3 minutes; au-delà, il apparaît fréquemment un bloc 2/1 fonctionnel.

L'électrocardiogramme est enregistré toutes les minutes :

— sans interruption de la stimulation dans les dérivations suivantes : D1, D2, VL, VF, V5 et V6.

L'épreuve est interrompue s'il apparaît :

— une crise angineuse,

— des modifications caractéristiques de la repolarisation ventriculaire,

— si la fréquence maxima de 160 est atteinte.

2. *3.* — ***Résultats.*** — La stimulation auriculaire n'est pas comparable à l'effort musculaire : elle ne modifie que la fréquence cardiaque à l'exclusion du tonus sympathique et donc de la pression artérielle systémique et pulmonaire et du débit cardiaque. Elle diminue le volume systolique à l'inverse de l'effort musculaire. On comprend donc, qu'à fréquence cardiaque égale, la fraction de réserve coronarienne mobilisée soit singulièrement plus faible lors de la stimulation auriculaire que lors de l'épreuve d'effort traditionnelle.

En résumé, la stimulation auriculaire est donc une méthode moins sensible que l'épreuve d'effort sur bicyclette ergométrique et de mise en œuvre plus délicate.

Elle est indiquée chez les sujets handicapés des membres inférieurs, chez qui ne peuvent être utilisées les méthodes d'effort classiques, ou chez les grands coronariens en raison de sa sécurité supérieure à celle des épreuves d'effort traditionnelles.

III. — TEST A L'ISOPRÉNALINE

Bien qu'il ne soit pas encore codifié, nous pensons que ce test, par sa sensibilité et sa simplicité de mise en œuvre, est appelé à prendre une place de choix dans le diagnostic de l'insuffisance coronarienne.

3. *1.* — *Principe.* — Il consiste à augmenter la consommation d'oxygène myocardique jusqu'à un seuil critique de déséquilibre pour lequel apparaissent les phénomènes angineux ou les modifications électro-cardiographiques caractéristiques.

Cette augmentation de la consommation d'oxygène myocardique est secondaire à :

— l'augmentation de la fréquence cardiaque,
— l'augmentation de la vitesse de raccourcissement des fibres myocardiques
— l'augmentation de la tension artérielle systémique.

On a pu dire que le sympathique déterminait un véritable gaspillage de l'oxygène myocardique : il en va de même pour l'Isoprénaline.

3. *2.* — *Modalités pratiques.* — On préparera une perfusion de 0,4 mg d'isoprénaline * dans 250 cc de sérum glucosé (soit 2 amp. d'Isoprénaline).

On enregistre l'E. C. G. basal avant mise en route de la perfusion puis on commence la perfusion à raison de 5 gouttes par minute pendant 4 minutes, puis 10 gouttes par minute pendant 4 minutes. Puis on augmente de 10 gouttes en 10 gouttes jusqu'à un maximum de 100 gouttes par minute ou jusqu'à atteinte d'une fréquence cardiaque maximale de 150.

L'E. C. G. est enregistré toutes les minutes.

En fait, le test est souvent interrompu avant 150 en raison de la mauvaise tolérance fonctionnelle.

---

* En milieu cardiologique, on utilise plus couramment le chlorhydrate d'isoprénaline Isuprel, R) que le sulfate d'isoprénaline (Aleudrine, R).

3. *3.* — ***Résultats.*** — Soulignons la qualité de l'E. C. G. d'effort ainsi obtenu, dénué de tous parasites et à ligne de base parfaite, la simplicité de mise en œuvre de l'épreuve, et sa sensibilité. Nous avons, dans notre expérience, plusieurs exemples de malades à épreuve d'effort négative sur bicyclette ergométrique, bien que la fréquence maximale théorique ait été atteinte, et à test à l'Isoprénaline franchement positif.

Nous pensons donc que ce test à l'Isoprénaline mérite d'être tenté chaque fois que l'épreuve d'effort traditionnelle sur bicyclette ergométrique demeure négative ou que celle-ci ne peut être mise en jeu en raison d'un hancicap musculaire ou loco-moteur.

IV. — LES AUTRES TESTS

Qu'il s'agisse du test au glucose, du test d'hypoxie, ou du test d'orthostatisme, on ne peut considérer ces tests comme équivalents à des épreuves d'effort : ils n'augmentent ni la fréquence cardiaque ni le débit cardiaque, ni la pression artérielle systémique.

Ils sont trop différents dans leur mécanisme d'action pour être envisagés ici dans le cadre des épreuves d'effort.

L'exploration de la réserve coronaire s'appuie donc désormais sur des bases physiologiques solides : le test de Master consacré par des décades d'utilisation clinique est appelé à disparaître progressivement en raison de sa standardisation erronnée : le travail exécuté par un sujet n'est pas fonction de son poids, mais de la vitesse d'exécution du travail imposé : c'est une donnée biométrique désormais bien admise que la proportionnalité du « poids maigre » du sujet, de son volume systolique, de sa masse d'hémoglobine et musculaire et de sa consommation d'oxygène.

Quelle que soit l'épreuve d'effort utilisée (escabeau, tapis roulant, bicyclette ergométrique), l'essentiel est de l'adapter à l'aptitude physique du sujet : si la consommation d'oxygène reste théoriquement le meilleur moyen, en pratique la fréquence cardiaque permet une standardisation parfaite de l'épreuve.

Cette épreuve sera d'autant plus sensible que l'on mobilisera une plus grande fraction de la $\dot{V}_{O_2}$ max. et de la fréquence maximale théorique.

Il est inutile d'insister longtemps sur les implications pratiques des épreuves d'effort chez le coronarien.

Lorsque le diagnostic d'insuffisance coronarienne n'est pas fait, elles vont permettre d'instaurer un traitement adapté où les anti-coagulants occupent la première place.

Lorsque l'insuffisance coronarienne est connue, l'épreuve d'effort permet de chiffrer le handicap fonctionnel. C'est un élément déterminant dans la décision opératoire éventuelle au même titre que la coronarographie.

Dans les deux cas, l'importance du sous-décalage de ST et sa rapidité d'apparition apportent un élément pronostic irremplaçable.

CHAPITRE VII

DÉTERMINATION DE L'APTITUDE CARDIO-RESPIRATOIRE A L'EFFORT

Nous avons eu l'occasion de rappeler au chapitre III, 1 combien les épreuves dites classiques (test de Crampton, de Schneider, de Martinet-Pachon, etc...) sont aléatoires et non quantifiables. La détermination moderne de l'aptitude physique sur le plan cardio-respiratoire est, pour le clinicien, une donnée précise.

Dans le présent chapitre, nous envisagerons successivement :

1. La définition de l'aptitude physique.
2. Les buts de la mesure de l'aptitude physique.
3. Les méthodes d'évaluation de l'aptitude physique.
4. Les résultats : chez le sujet normal,
   chez le coronarien et le valvulaire

I. — DÉFINITION DE L'APTITUDE PHYSIQUE

Nous emprunterons notre définition de l'aptitude physique au rapport technique de l'O. M. S. consacré à ce thème :

« C'est la capacité d'accomplir un travail musculaire de façon satisfaisante dans des conditions définies. Elle peut être évaluée par :

— la durée et le niveau de charge maximal qu'un sujet peut supporter,

— la relation entre le niveau d'effort sub-maximal et les réactions cardio-respiratoires du sujet,

— la vitesse de récupération du système cardio-respiratoire,

— le degré de fatigue ressenti pour une activité prolongée.

De brèves périodes de travail intense, inférieures à une minute sont très largement dépendantes du système anaérobie. Pour des durées de travail comprises entre une minute et une heure, la capacité aérobie est probablement le facteur limitatif principal.

On sait que la capacité aérobie est conditionnée par les différents éléments du système de transport d'oxygène : poumons, système cardio-vasculaire, masse d'hémoglobine, volume sanguin, musculature et système enzymatique.

Pratiquement, il est possible d'utiliser les résultats obtenus pendant une épreuve d'effort de courte durée pour estimer l'aptitude à un effort de plus longue durée.

Par convention, chez le sujet sain, on assimile l'aptitude physique et la capacité aérobie relative. Elle n'est donc pas la puissance maximale possible du sujet qui implique la mise en jeu du métabolisme anaérobie.

En Pathologie, l'aptitude physique sera généralement inférieure à la capacité maximale théorique pour l'âge et le sexe; des symptômes d'inadaptation cardio-respiratoire apparaissent avant que la consommation maximale d'O_2 théorique puisse être atteinte. Le handicap sera d'autant plus lourd que l'écart entre les deux valeurs (capacité aérobie réelle et capacité aérobie maximale théorique) sera important.

II. — LES BUTS DE L'ÉVALUATION DE L'APTITUDE PHYSIQUE

Les méthodes d'évaluation d'aptitude physique sont sorties depuis peu du domaine des laboratoires de physiologie sportive ou aéronautique pour entrer dans celui de la clinique. Les buts poursuivis par de telles méthodes sont les suivants :

— définition de l'aptitude à un sport ou à un travail donné,

— évaluation du handicap fonctionnel résultant d'une maladie pulmonaire ou cardiaque,

— appréciation des résultats objectifs d'une thérapeutique médicale ou chirurgicale par comparaison des niveaux d'aptitude avant et après traitement,

— la réhabilitation par entraînement physique progressif du coronarien et du valvulaire (la charge imposée à chaque séance étant fixée à 75 % de la charge maximale tolérée).

Quel que soit le but poursuivi, il s'agit donc de mesurer les conséquences cardio-circulatoires, pulmonaires et métaboliques de l'effort et de définir le ou les facteurs limitatifs de l'effort chez un sujet donné.

III. — LES MÉTHODES DE DÉTERMINATION DE L'APTITUDE PHYSIQUE

Comme dans l'exploration de la réserve coronaire, on aura le choix entre 2 types de tests :

— tests maximaux qui, visant à définir la puissance maximale tolérable pour un sujet donné, impliquent nécessairement une mesure directe de la $\dot{V}_{O_2}$ maximale.

— tests sub-maximaux mobilisant 80 à 95 % de la capacité aérobie maximale n'imposant pas la mesure de la $\dot{V}_{O_2}$ qui peut être déduite de la fréquence cardiaque ou du niveau de puissance atteint.

3. *1.* — *Mesure de la capacité aérobique maximale.* — Les épreuves d'effort employées sont nécessairement rudes, poussées jusqu'à ce que la consommation d'O_2 atteigne un plateau; elles s'adressent donc surtout à l'évaluation fonctionnelle et à la sélection de sujets très entraînés, tels que athlètes, aviateurs ou cosmonautes. Elles sont également employées chez le coronarien ou le valvulaire légers avant d'entreprendre tout programme de réhabilitation. Elles impliquent la présence permanente d'un médecin et d'un matériel de réanimation.

Nous ne décrirons pas ces méthodes de mesure directe de la consommation maximale d'oxygène envisagée ailleurs (chap. III et IV).

Le plus gros écueil de l'évaluation directe de la $\dot{V}_{O_2}$ maximale est la difficulté d'atteindre le plateau recherché avant la sensation de fatigue, d'épuisement ou de crampes dans les membres inférieurs, d'où l'utilisation beaucoup plus répandue en clinique des tests sub-maximaux.

3. *2.* — *Les tests sub-maximaux.*

3. *2.* 1. — Épreuve sous maximale d'Astrand. — Divers auteurs se sont efforcés de définir des méthodes de mesure indirecte de la $\dot{V}_{O_2}$ maximale. C'est ainsi que Astrand et Ryhming (1954) ont proposé un nomogramme permettant de la déterminer à partir de la valeur de la puissance développée par le sujet, et de la mesure de la fréquence cardiaque correspondante. Ces auteurs ont basé leur test sur les deux principes suivants :

a — il existe une relation linéaire entre $\dot{V}_{O_2}$ et la fréquence cardiaque (v. chap. I. **5**, *2* et II, **3**, *2*),

b — une fréquence cardiaque donnée correspond toujours à une même fraction de la consommation maximale d'oxygène.

En pratique, pour que le test soit indépendant de l'émotivité du sujet, celui-ci doit effectuer un exercice permettant d'atteindre une fréquence cardiaque de 130 en état d'équilibre.

Pour obtenir la capacité aérobie, il suffit sur le nomogramme d'Astrand et Ryhming de joindre la valeur de la puissance développée et la fréquence cardiaque par une droite (fig. 16).

Une assez bonne corrélation existe entre les valeurs expérimentales et les valeurs théoriques prévues par le nomogramme : l'erreur sur la valeur estimée de la $\dot{V}_{O_2}$ maximale ne dépasse généralement pas 6 %.

3. *2.* 2. — Épreuve de Sjostrand. — (ou « Physical work capacity 170 »). Cette épreuve consiste à imposer au sujet sur bicyclette ergométrique des charges croissante de 50 watts en 50 watts par paliers de 5 minutes jusqu'à atteindre la fréquence cardiaque 170, pour laquelle on estime que 80 à 90 % de la capacité aérobie est mobilisée chez un sujet jeune. La puissance développée correspondant à cette fréquence cardiaque est dite « capacité de travail 170 », voisine à 20 % près de l'aptitude physique ou de la puissance maximale supportée. Cette épreuve est simple et facile à réaliser.

3. *2.* 3. — **L'épreuve de Pitteloup** est très voisine de la précédente puisqu'elle vise à mesurer la puissance développée pour une fréquence cardiaque de 170. Seuls les moyens mis en œuvre diffèrent : on recourt ici à 3 charges croissantes définies par l'utilisation de 3 escabeaux de 20-30 à 40 cm de hauteur.

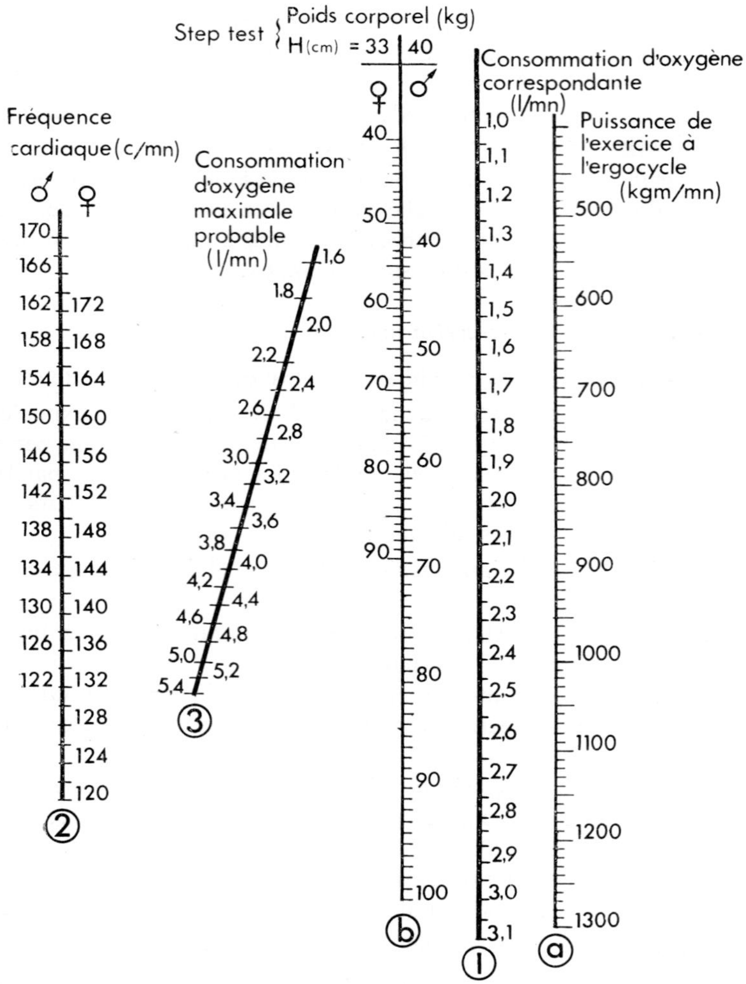

FIG. 16. — *Nomogramme (ou test) d'Astrand et Ryhming (1954).*

En joignant par une ligne la puissance développée lors du palier d'un exercice effectué à puissance constante, et la fréquence cardiaque correspondante pour les Hommes et les Femmes (mesurée au moins à la 4e ou 5e minute de ce palier) on déduit la $\dot{V}_{O_2}$ max.

La puissance développée à chaque palier, fonction du poids du sujet et de la hauteur de l'escabeau, est fournie par une abaque. Elle est corrélative de la fréquence cardiaque atteinte pour les 3 niveaux de puissance développée.

Les 3 points expérimentaux obtenus s'alignent sur une droite qui permet d'évaluer par extrapolation la « puissance 170 ».

Cette épreuve est moins précise que la précédente car la capacité de travail estimée n'est pas nécessairement la capacité de travail réelle.

Dans l'une quelconque de ces 3 épreuves on mesure les valeurs suivantes :

— la fréquence cardiaque lue sur cardiotachymètre ou appréciée sur l'E. C. G.,

— L'E. C. G. surveillé en permanence sur oscilloscope ou par télé-transmission et enregistré toutes les minutes,

— la pression artérielle mesurée par méthodes indirecte ou directe à la fin de chaque palier,

— si on désire être complet, on peut enregistrer encore :

— la ventilation et la consommation d'oxygène enregistrée soit en circuit fermé, soit en circuit ouvert,

— les pressions dans la petite circulation par mise en place d'un micro-cathéter PE 50 dans l'artère pulmonaire,

— le débit cardiaque par l'utilisation du micro-cathéterisme et des courbes de dilution des colorants,

— la différence artério-veineuse par prélèvement sanguin au niveau de l'artère pulmonaire et de l'artère humérale.

Les motifs d'interruption de ces épreuves de détermination de l'aptitude physique sont semblables à ceux qui ont été définis plus haut dans l'exploration de la réserve coronaire :

— apparition de dyspnée importante, de douleurs angineuses, de vertiges, de crampes musculaires, etc...,

— fréquence cardiaque atteinte égale à la fréquence maximale du sujet en fonction de son âge (220 — âge),

— P. A. systolique $\geqslant$ 25,

— modifications caractéristiques de ST à l'électrocardiogramme,

IV. — LES RÉSULTATS

Ils s'expriment de 4 façons selon le point de vue envisagé. L'aptitude physique d'un patient s'apprécie sur :

— la puissance maximale tolérée,

— la consommation d'O_2 maximale correspondante,

— les réponses d'adaptation cardio-respiratoires induites par l'effort,

— les modifications de l'E. C. G. reflétant l'adaptation de la circulation coronaire.

Le dernier critère ayant été largement étudié plus haut, nous nous attacherons aux trois premiers en les envisageant successivement :

— chez le sujet sain,

— chez le sujet cardiaque.

4. *1.* — *Chez le sujet sain.*

4. *1.* 1. — **Puissance maximale développée.** — La puissance maximale se situe entre 100 et 400 watts suivant l'entraînement physique du sujet, c'est-à-dire son développement musculaire, son volume cardiaque, son volume systolique et sa masse d'hémoglobine.

Elle décroît avec l'âge.

Allant de la femme de 60 ans non entraînée à l'athlète de 20 à 30 ans le plus entraîné, Astrand donne les valeurs normales avec le prélèvement d'O_2 correspondant en état d'équilibre (tableau VIII).

TABLEAU VII

100 watts	600 kgm/m	= 1,5 l/m O_2
150	900 kgm/m	= 2,1
200	1 200 kgm/m	= 2,8
250	1 500 kgm/m	= 3,5
300	1 800 kgm/m	= 4,2

Ce tableau, modifié de Astrand, donne la consommation d'O_2 totale de l'organisme (Cf. fig. 1).

Compte tenu de ce que l'équivalent calorique de l'énergie est 1 Cal. = 425 Kgm, on peut en déduire que 1 Cal./mn. = 425 Kgm/mn.

Or, en bioénergétique, 1 L. O_2/mn équivaut à une production de 4,83 Cal. (s'il est utilisé à brûler des nutriments en excès), soit 2 057 Kgm/mn.

La comparaison de toutes ces valeurs permet de déduire le rendement de l'exercice musculaire, c'est-à-dire environ 20 à 25 %.

4. *1.* 2. — **La $\dot{V}O_2$ maximale.** — On se reportera, pour cette expression particulière de l'aptitude physique, au chapitre correspondant de la 3e partie.

4. *1.* 3. — **La réponse cardio-circulatoire** est l'évolution des différents paramètres cardio-vasculaires lors du test de Sjostrand chez le sujet normal.

Les travaux sont nombreux touchant à cette question. Nous ferons référence à ceux de Holmgren (1956), Holmgren, Jonsson et Sjostrand (1960).

4. *1.* 3. 1. — *Variation de la fréquence cardiaque* : la fréquence cardiaque est une fonction linéaire de la consommation d'oxygène pendant l'effort, que celui-ci soit accompli en position assise ou couchée. La pente est déterminée par l'importance du volume systolique : plus petit est le volume systolique, plus aiguë est la pente exprimant l'évolution de la fréquence cardiaque.

La fréquence de repos est également fonction du volume cardiaque et du volume systolique : plus élevées sont ces deux valeurs, plus basse est la fréquence cardiaque de repos.

La position du corps n'influence pas l'évolution de la fréquence cardiaque à l'effort.

L'âge ne modifie pas non plus la pente mais il diminue la fréquence cardiaque maximale. Cette fréquence cardiaque maximale théorique est, rappelons-le, donnée par la formule : fréquence = 220 — âge du sujet.

4. *1.* 3. 2. — *Evolution de la pression artérielle à l'effort :* elle apparaît

comme une fonction linéaire du débit cardiaque. La pression systolique est donnée par l'équation de régression suivante :

pression artérielle systolique $= 96{,}4 + 3{,}45 \times \dot{Q}$, $\dot{Q}$ étant le débit cardiaque.

La pression moyenne est donnée par l'équation suivante :

P. A. M. $= 78{,}3 + 1{,}60 \times \dot{Q}$.

Pour la pression diastolique enfin, on peut écrire : P. A. D. $= 63{,}4 + 0{,}95 \times \dot{Q}$

Il n'y a pas de différence entre les sujets sportifs et les sujets non entraînés.

Chez les sujets âgés, le niveau et la pente de la pression systolique et de la pression moyenne sont plus haut situés que chez les sujets jeunes. Par contre, il n'y a pas de différence significative de la pression diastolique.

Les pressions systoliques moyennes et diastoliques sont légèrement plus élevées debout que couché, ceci aussi bien au repos qu'à l'effort.

Pour fixer les idées, à l'effort, la pression systolique passe en moyenne de 120 à 157,6 mm de mercure, la pression diastolique passe de 68,8 à 80,8 et la pression moyenne passe de 88,2 à 107,5.

4. *1.* 3. 3. — *Débit cardiaque :* La variation de débit cardiaque suit de façon linéaire celle de la consommation d'oxygène. Le débit cardiaque est lié à la consommation d'oxygène par la formule suivante : $\dot{Q} = 7{,}03 + 0{,}0058\ \dot{V}_{O_2}$.

L'influence de l'âge et de l'entraînement est connue. L'âge ne modifie pas la pente de la courbe, mais abaisse seulement son point de départ et son maximum. L'entraînement physique donne par contre à la courbe une allure curvilinéaire pleinement en accord avec les résultats d'Astrand.

Pour des consommations d'oxygène voisine de 3 000 ml/mn, le débit cardiaque se situe entre 25 l et 38 l/mn. Le débit cardiaque maximal semble inférieur en position couchée qu'en position assise ou debout. Cette différence étant d'ailleurs du même ordre que celle observée dans la consommation maximale d'oxygène.

4. *1.* 3. 4. — *La différence artério-veineuse* est fonction de la consommation en oxygène. Elle définit une hyperbole. Elle croît proportionnellement à l'augmentation de la charge imposée et à l'augmentation de la consommation d'oxygène. Elle tend vers un maximum qui n'excède pas 160 ml/l chez les sujets les plus entraînés. Rappelons que les chiffres de différence artério-veineuse normale au repos varient entre 25,8 et 47,3 ml/l. Cet élargissement de la différence artério-veineuse à l'effort procède d'un double mécanisme :

— augmentation de la capacité en oxygène du sang,

— diminution de la saturation du sang veineux mêlé prélevé en artère pulmonaire qui passe en moyenne de 75 % à 44 %.

4. *1.* 3. 5. — *Variation du volume systolique avec l'effort et la consommation d'oxygène :*

* Chez le sujet *en position couchée*, le volume systolique au cours de l'effort peut augmenter, diminuer ou rester constant.

Chez des sujets où une augmentation est notée, au début de l'effort, le pourcentage moyen d'augmentation atteint *13* %. Après cette augmentation initiale du volume systolique, on assiste à une stabilisation ou à une légère diminution de celui-ci.

Chez des sujets bien entraînés ou les athlètes, ce volume systolique augmente en moyenne de 9 %. Dans les deux cas, il demeure constant pendant la poursuite de l'effort.

* Par contre, chez le sujet *en position assise* ou *debout*, l'augmentation transitoire du volume systolique est beaucoup plus intense : 51 % chez les sujets non entraînés, 48 % chez les athlètes, 32 % chez les sujets âgés.

Notons que ce volume systolique est toujours plus bas en position assise ou debout qu'en position couchée.

Pour fixer les idées, rappelons que le volume systolique de repos se situe entre 75 et 120 ml chez l'adulte normal et qu'il est susceptible de se hausser entre 150 et 180 ml à l'effort.

La valeur absolue du volume systolique est fonction de trois variables :

— les dimensions du cœur : il existe une bonne corrélation entre le volume cardiaque et le poids chez le sujet normal,

— les conditions de remplissage, très améliorées à l'effort par l'augmentation du retour veineux,

— la vidange systolique toujours augmentée à l'effort en raison de l'hyperactivité sympathique responsable d'un accroissement de la contractilité myocardique.

4. 1. 3. 6. — *Les variations de pression ventriculaires droites* avec le débit cardiaque et l'effort.

La pression systolique croît de façon à peu près linéaire avec l'augmentation de la consommation d'oxygène. Elle obéit à l'équation de régression : pression ventriculaire droite systolique : $15{,}6 + 1{,}381 \times \dot{Q}$, $\dot{Q}$ étant le débit cardiaque.

Les valeurs moyennes observées par Homgren et coll. (1960) se situent à 24,5 mm de mercure au repos, atteignent 39 mm après l'effort; les chiffres extrêmes se situant à 60 et 30 mm lors de l'effort.

La pression diastolique par contre décroît lentement à l'effort, obéissant à l'équation suivante :

pression diastolique ventriculaire droite $= 6{,}43 - 0{,}059 \times \dot{Q}$.

L'entraînement du sujet ne modifie pas la variation de pression ventriculaire droite à l'effort.

Seul l'âge semble intervenir : les pressions ventriculaires droites systoliques et diastoliques atteintes à l'effort sont d'autant plus élevées que le sujet est plus âgé.

Chez le sujet âgé, la pression diastolique a tendance à augmenter à l'effort.

La pression auriculaire droite ne varie pas de façon significative pendant l'effort sub-maximal ou maximal par rapport aux valeurs de repos.

4. *1*. 3. 7. — *Variation de la pression artérielle pulmonaire à l'effort :*

* *La pression artérielle pulmonaire moyenne* augmente de façon linéaire avec la charge de l'effort et avec le débit cardiaque. Elle est exprimée par l'équation : pression artérielle moyenne pulmonaire $= 10{,}02 + 0{,}621 \times \dot{Q}$ ($\dot{Q}$ étant le

débit cardiaque). Les variations sont analogues, que le sujet soit entraîné ou non.

L'âge tend à augmenter la pression artérielle moyenne de repos et à accroître la pente de croissance de cette pression moyenne à l'effort. Pour fixer les idées, la pression moyenne dans l'artère pulmonaire est à 13,6 au repos et plafonne à 25 mm de mercure pour un débit cardiaque à l'effort de 25 l/mn.

* *La pression systolique* dans l'artère pulmonaire croît également de façon linéaire avec la charge imposée et avec le débit cardiaque : pression artérielle systolique AP $= 13{,}15 + 1{,}055 \times \dot{Q}$. Les chiffres moyens observés sont de 20 mm de mercure au repos et de 30,3 mm de mercure à l'effort.

* La même croissance linéaire est observée pour la *pression diastolique* dans l'artère pulmonaire : pression diastolique AP $= 90 + 0{,}231 \times \dot{Q}$. Les chiffres observés au repos sont de 8,6 mm de mercure et de 20,6 mm de mercure à l'effort.

* *Enfin, la pression capillaire pulmonaire* moyenne obéit à la même loi : pression C. P. moyenne $= 6{,}54 + 0{,}335 \times \dot{Q}$.

Au repos, cette pression capillaire moyenne se situe à 8,3 mm de mercure; à l'effort, elle monte à 12 mm de mercure. Des variations importantes sont observées en fonction de la configuration du thorax et en fonction de l'âge.

C'est ainsi qu'une pression C. P. de 20 mm fut enregistrée pour un débit cardiaque de 25/l/mn.

Chez le sujet âgé, la pression moyenne capillaire pulmonaire est plus haute au repos (9,9 mm de mercure) et augmente plus rapidement pendant l'effort que chez le sujet jeune.

Telles sont les principales modifications hémodynamiques induites par l'effort physique sub-maximal chez le sujet normal.

L'ensemble des valeurs citées dans ce chapitre définissent des *zones de normalité*, de grande utilité lorsqu'il s'agit d'apprécier la réponse à l'effort d'un cas particulier.

4. *2.* — *Chez le sujet pathologique.*

4. *2.* 1. — **Puissance maximale et $\dot{V}O_2$ maximale.** — Qu'il s'agisse d'une atteinte valvulaire ou coronarienne, l'appréciation de l'aptitude physique est d'un intérêt évident puisqu'elle va permettre de chiffrer le handicap résultant de la maladie.

Notons que la croissance de la consommation d'O_2 en fonction de la charge s'effectue de façon identique chez le sujet normal et le cardiaque. Kellerman et coll. (1969) signalent même une consommation d'O_2 légèrement diminuée par rapport à la normale chez les mitraux.

Le handicap fonctionnel est nul si le sujet peut effectivement atteindre le plateau correspondant à la $\dot{V}_{O_2}$ maximale et développer une puissance satisfaisante compte-tenu de l'âge et du sexe.

Le handicap fonctionnel est certain, si le sujet ne peut atteindre ce plateau; il est d'autant plus sévère que la consommation d'oxygène correspondant au plafond de puissance développée (capacité aérobie réelle) est plus basse. La meilleure façon d'exprimer le handicap fonctionnel est de rapporter la capacité aérobie du sujet à la capacité aérobie théorique d'un sujet de même âge et même poids. Ainsi, pourra-t-on dire que tel sujet a une aptitude physique de 50 % par rapport à la normale quand *sa capacité aérobie relative* est égale à la moitié de la $\dot{V}_{O_2}$ maximale théorique de son âge et de son sexe.

On conçoit tout l'intérêt d'une telle donnée dans la décision opératoire ou le reclassement professionnel de tels malades. Comme l'ont montré les études de Denolin, Degre et coll. (1967), la réduction de l'aptitude physique est le facteur fondamental intervenant dans la reprise de travail du valvulaire.

4. *2.* 2. — **Les réponses cardio-circulatoires.** — Elles doivent toujours être comparées à l'intensité de l'effort accompli; la signification des anomalies enregistrées dans ces réponses est d'autant plus grande qu'elles surviennent pour une charge plus faible.

Si la puissance maximale développée apparaît comme une bonne mesure de l'aptitude physique, l'analyse des réponses cardio-circulatoires et respiratoires permet de préciser le ou les facteurs limitatifs de cette aptitude chez un sujet donné.

4. *2.* 2. 1. — *Chez le valvulaire.*

* *Chez les mitraux.* — La puissance maximale développée et la capacité aérobie relative sont d'autant plus abaissées que la sténose est plus serrée. La consommation d'O_2 croît normalement en fonction de la charge jusqu'à un maximum très vite atteint où la dyspnée contraint le sujet à interrompre son effort. Quel est le facteur limitatif responsable de cette diminution de l'aptitude physique? Les études de Denolin, Degre et coll. (1969) ont montré que l'inadaptation du débit cardiaque, plus précisément du *volume systolique* est en cause : le débit cardiaque n'augmente pas au prorata de la charge et atteint vite un plafond en raison de l'absence d'augmentation du volume systolique puis de sa diminution pour des fréquences cardiaques élevées.

La tachycardie observée est hors de proportion avec la charge et traduit un effort d'adaptation du débit cardiaque. On comprend dès lors que :

— la pression artérielle marque vite un plateau et ait même tendance à diminuer dans les formes sévères,

— les pressions pulmonaire moyenne et capillaire pulmonaire atteignent des valeurs très élevées, double ou triple des valeurs normales, expliquant la dyspnée croissante et l'augmentation anormale de la fréquence ventilatoire pour des efforts faibles (d'où l'élévation anormale de l'équivalent respiratoire),

— la différence artério-veineuse soit anormalement et précocément élevée, reflétant l'inadaptation du débit cardiaque aux besoins tissulaires, au même titre que :

• le développement rapide d'une acidose lactique,

• la diminution paradoxale de tous les débits régionaux, rénal splanchnique, musculaire même dans les zones inactives, le débit cérébral étant seul épargné.

Retenons donc que chez le mitral, la réduction du volume systolique à l'effort est la cause ultime de la diminution franche de la capacité aérobie.

* *Chez les aortiques :* une sténose aortique peu serrée à gradient inférieur à 50 mm de Hg permet généralement une aptitude physique normale : le débit cardiaque croît proportionnellement à la charge au prix d'une élévation anormale de la pression télédiastolique ventriculaire gauche.

Par contre, pour une sténose serrée, il existe trois facteurs limitatifs de l'effort :

— la dyspnée par augmentation anormale de la pression capillaire pulmonaire et télédiastolique ventriculaire gauche à l'effort,

— l'angor par ischémie coronarienne fonctionnelle,

— la syncope par ischémie cérébrale secondaire à l'inégale répartition des débits locaux favorisant les masses musculaires en activité, au détriment de la circulation cérébrale.

Le mécanisme est univoque : inadaptation du débit cardiaque et du volume systolique à l'effort en dépit d'une élévation anormale des pressions de remplissage ventriculaire gauche.

Les conséquences métaboliques habituelles en découlent : apparition précoce d'une acidose lactique témoignant d'un débit musculaire insuffisant.

* *Dans toute cardiopathie décompensée*, le mécanisme de la limitation de l'aptitude physique est le même : absence d'augmentation ou même diminution paradoxale du volume systolique à l'effort malgré une élévation permanente et anormale de la pression télédiastolique ventriculaire gauche.

Le handicap fonctionnel est d'autant plus sévère que le maximum du volume systolique et du débit cardiaque survient pour une charge faible.

4. *2.* 2. 2. — *Chez le coronarien*, la limitation la plus habituelle de l'effort est l'amputation de la réserve coronarienne. C'est l'apparition d'une crise angineuse, où des modifications électrocardiographiques du type lésion sous-endocardique déterminent la limite supérieure de la capacité de travail. L'apparition de stigmates d'insuffisance coronarienne aiguë va souvent de pair avec une élévation anormale de la pression capillaire pulmonaire, reflétant une insuffisance ventriculaire gauche aiguë transitoire.

Le pronostic de ces insuffisances coronariennes est très variable, et très sombre lorsque les signes de souffrance coronarienne apparaissent pour une capacité de travail faible de l'ordre de 50 watts.

Il est nettement meilleur lorsque les modifications E. C. G. apparaissent pour des fréquences cardiaques échelonnées entre 70 et 80 % de la fréquence maximale théorique et une capacité de travail comprise entre 100 et 150 watts.

Enfin, le pronostic est excellent et le handicap fonctionnel nul, lorsque le sujet peut atteindre ou dépasser 150 watts et une fréquence cardiaque de 170 sans apparition de crise angineuse ou de modifications du type lésion sous endocardique : une telle éventualité peut être observée après un infarctus à lésion artérielle localisée et à bonne circulation collatérale.

CONCLUSIONS GÉNÉRALES

Chez le sujet normal. — Jusqu'au niveau de la capacité aérobique, les facteurs limitatifs de l'effort sont d'ordre cardiaque, fixés par la fréquence cardiaque maximale, par le volume systolique maximal et le débit systolique maximal instantané.

Au-delà de la capacité aérobique, d'autres facteurs interviennent, psychique et ventilatoire :

- *psychique :* c'est essentiellement le degré de motivation du sujet,
- *ventilatoire :* le développement rapide d'une acidose lactique au niveau musculaire entraîne une croissance progressive jusqu'à un maximum du débit ventilatoire instantané limité par des phénomènes de compression dynamique des bronches.

Chez le sujet pathologique diverses perturbations apparaissent :

Chez l'insuffisant respiratoire, les épreuves d'effort permettent de faire la preuve d'une incapacité respiratoire latente : l'apparition d'une hypercapnie et d'une hypoxie à l'effort en sont les stigmates habituels.

Chez le valvulaire et le coronarien, les épreuves d'effort permettent :

— le dépistage d'une insuffisance cardiaque ou coronarienne débutantes et méconnues,

— de quantifier le handicap fonctionnel de la cardiopathie,

— la réhabilitation physique et la réinsertion professionnelle adaptées à à la gravité de la maladie.

EN RÉSUMÉ, les épreuves d'effort apparaissent fondamentales et d'utilisation quotidienne en cardiologie courante.

Elles sont un complément aux épreuves fonctionnelles respiratoires statiques pour détecter une insuffisance respiratoire latente.

BIBLIOGRAPHIE

ANDERSEN K. L.; SHEPHARD R. J.; DENOLIN H.; VARNAUSKAS E.; MASIRONI R. (1971). — « *Les épreuves d'effort : principes fondamentaux* ». O. M. S. éd., Genève, 1 vol., 139 p.

ANDRIVET R.; CHIGNON J. C. et LECLERCQ J. — « *Physiologie du Sport* ». Presses Univ. de France éd., Paris 1965, v. p. 87-88.

ASMUSSEN E. (1965). — « Muscular exercise ». In *Handbook of Physiology*, Am. Phys. Soc. éd., Washington, sect. 3, Respiration, vol. II, chap. 36, p. 939-978.

ASMUSSEN E.; CHRISTENSEN E. H.; et NIELSEN M. (1939). — « Die O_2 Aufnahme der ruhenden und der arbeiten Skelettmuskeln ». *Skand. arch. Physiol.*, *82*, 212-220.

ASTRAND I. (1960). — « Aerobic work capacity in Men and Women with special reference to age ». *Acta Physiol. Scand.*, *49*, suppl. 169, 92 p.

ASTRAND I. (1963). — « Exercise electrocardiogram in a 6-year follow up study ». *Acta méd. Scand.*, *173*, 257.

ASTRAND P. O. (1952). — « *Experimental studies of physical working capacity in relation to sex and age* ». Munksgaard éd., Copenhague, 1 vol. 171 p.

ASTRAND P. O. et RYHMING I. (1954). — « A nomogram for calculation of aerobic capacity (physical fitness) from pulse rate during submaximal work ». *J. Appl. Physiol.*, *7*, 218-221.

ATKINS A. R. et NICHOLSON J. D. (1963). — « An accurate constant work-rate ergometer *J. Appl. Physiol.*, *18*, 205-208.

ATKINS, A. R. et NUNLIST A. (1966). — « A precision constant work-rate ergometer ». *J. Appl. Physiol.*, *21*, 1427-1430.

BARCROFT H. (1963). — « Circulation in skeletal muscle ». In *Handbook of Physiology*, Am. Phys. Soc. éd., Washington, sect. 2 Circulation, vol. II chap. 40, p. 1353-1386.

BARCROFT H et DORNHORST A. C. (1949). — « Blood flow-through the human calf durin rhythmic exercise ». *J. Physiol. Lond.*, *109*, 402.

BARCROFT H. et MILLEN J. L. E. (1939). — « The blood flow through muscle during sustained contraction ». *J. Physiol. Lond.*, *97*, 17.

BARGER A. C.; RICHARDS V.; METCALFE J. et GÜNTHER B. (1956). — « Regulation of the circulation during exercise ». *Amer. J. Physiol.*, *184*, 613-623.

BELLET S.; DELIYIANIS S. et ELIAKIM M. (1961). — « The electrocardiogram during exercise as recorded by radioelectrocardiography comparison with the post exercise electrocardiogram (Master two step test) ». *Am. J. Cardiol.*, *9*, 385.

BEVEGARD B. S. et SHEPHERD J. T. (1967). — « Regulation of the circulation during exercise in Man ». *Physiol. Rev.*, *47*, (2), 178-213.

BING R. J. (1955). — « Myocardial metabolism ». *Circulation*, *12*, 635-647.

BING R. J.; HELLEMS H. K. et REGAN T. J. (1960). — « Measurement of coronary blood flow in Man ». *Circulation*, *22*, 1.

BLACKBURN H. (1969). — « *Measurement in exercise electrocardiography* ». C. C. Thomas éd., Springfield, 1 vol. 488 p.

BONJER F. H. (1956). — « A hypobolic ergometer for cycling and crauking ». *Communic. pres.* au *20e Congr. Intern. Physiol.* (cité par SHEPHARD, 1970).

BOUISSET S. (1967). — « Posture et mouvements », in SCHERRER J. « *Physiologie du travail* », Masson et Cie, éd., Paris vol. 1, p. 43-153.

Bouverot P.; Jacquemin Ch.; Colin J. et Flandrois R. (1957). — « Variations de la pression artérielle systolique chez l'Homme au cours de différentes modalités de surpression intrapulmonaire ». *J. Physiol. Paris*, *49*, (1), 59-62.

Bradley S. E.; Chilos A. W.; Combes B.; Cournand A.; Wade O. L. et Wheeler M. O. (1956). « The effect of exercise on the splanchnic blood flow and splanchnic blood volume in normal man ». *J. Physiol. Lond.*, *133*, 9 P-10 P.

Brouha L. (1964). — « L'exploration fonctionnelle pulmonaire en physiologie du travail et du sport », in *L'exploration fonctionnelle pulmonaire*. Ed. Méd. Flammarion, Paris 1964, 1 vol. 1507 p.

Broustet P.; Bricaud H. et Sagardilv Z. (1966). — « Intérêt de l'enregistrement E. C. G. continu au cours de l'effort ». *Arch. Mal. Cœur*, *59*, 1023.

Buchberger J. (1971). — « Consommation d'oxygène chez des garçons et des filles entraînés selon divers modes ». *Méd. Sp.*, *45*, (3), 261-267.

Bruce R. A. et Mac Dunough J. R. (1969). — « Assessment of maximal exercise performance in normal man ». *Symposium on rehabilitation of non coronary heart desease*, 1 vol. offset, 435 p.

Burton A. C. (1968). — « *Physique et biophysique de la circulation* ». (trad. fr.). Masson et Cie éd., Paris, 1 vol. 227 p.

Cara M. et Martin L. (1967). — « Etablissement des normes physiologiques », in *L'exploration fonctionnelle pulmonaire*. H. Denolin, P. Sadoul, N. G. M. Orie, 1 vol. Ed. Méd. Flammarion, Paris, p. 97-112.

Chailley-Bert P. (1952). — « *Aptitude aux sports et contrôle médical* ». J.-B. Baillière et fils éd. Paris, 1 vol. 166 p.

Christensen E. H. (1932). — « Beiträge zur Physiologie schwerer Korperlicher Arbeit. VII. Mitt : Der Stoffwechsel und die respiratorischen Funktionnen bei Schwerer Körperlicher Arbeit ». *Arbeitsphysiol.*, *5*, 463-478.

Consolazio C. F.; Jonhson R. E. et Marck E. (1951). — « *Metabolics methods* ». 1 vol. 471 p. St-Louis, Mosby Ed.

Cumming G. R. et Alexander W. D. (1968). — « The calibration of bicycle ergometers ». *Canad. J. Physiol. Pharm.*, *46*, 917-919.

Davenport H. W. (1969). — « *A. B. C. de l'équilibre biochimique acido-basique* ». Trad. M. Bochet, 1 vol. Masson et Cie, éd., Paris.

Dejours P. (1959). — « La régulation de la ventilation au cours de l'exercice musculaire chez l'Homme ». *J. Physiol. Paris*, *51*, (2), 163-261.

Dejours P. (1963). — « Exercice musculaire », *in* « *Physiologie* », Ch. Kayser, Masson et Cie Ed. Paris, vol. 2, chap. 19, p. 1027-1075.

Dejours P. (1964). — « Control of respiration in muscular exercise ». in Handbook of Physiology, *Am. Phys. Soc. Ed.*, Washington, sect. 3, Respiration, vol. 1, chap. 25, 631-648.

Dejours P.; Moumouzias N. et Teillac A. (1954). — « Modifications respiratoires, cardiaques et vasculaires précoces du travail musculaire. Étude d'un mécanisme réflexe ». *J. Physiol. Paris*, *46*, 334-339.

Dejours P.; Raynaud J.; Cuenod C. L. et Labrousse Y. (1955). — « Modifications instantanées de la ventilation au début et à l'arrêt de l'exercice musculaire. Interprétation ». *J. Physiol. Paris*, *47*, 155-159.

Dennison D. et Jarret A. (1963). — « A method of determining transmission losses in a bicycle ergometer ». *I. A. M. Report 240*, R. A. F., Farnborovgh.

Denolin H. (1958). — « La fonction pulmonaire au cours de l'effort ». *Act. Belg. Art. Med. Pharm. Milit.*, (4b), 521-572.

Denolin H ; Messin R. et Degre S. (1967). — « Testing of the working capacity of cardiac patients ». In Karvonen M. J. et Barry A. J. « *Physical Activity and the Heart* », c. c. Thomas Ed, Springfield, 1. vol.

Denolin H.; Sadoul P. et Orie N. G. M. « *L'exploration fonctionnelle pulmonaire* ». Ed. Méd. Flammarion, Paris 1964, 1 vol. 1507 p.

Durand D, (1964). — « Principe des épreuves d'exercice musculaire ». In Denolin, Sadoul et Orie, *L'exploration fonctionnelle pulmonaire*, Ed. Méd. Flammarion, Paris, 1507 p. chap. 17 p. 756-814.

Fabre R.; Merklen L. et Chailley-Bert P. (1943). « *Éducation physique et contrôle médical* », J.-B. Baillière et fils, éd., Paris, 1 vol. 239 p.

Flandrois R.; Sepetjian J. et Lacour J. R. (1966). — « La détermination de l'aptitude physique : les indices morphologiques et les épreuves fonctionnelles circulatoires et respiratoires ». *Rev. Corps. Sante*, 7, (6), 961-981.

FLEISCH A. O. (1962). — « Elektrokardiographie wahrend belastung unter direkter Kontrolle am sichtgerat ». *Cardiologia*, *40*, 235.

FOLKOW B. (1955). — « Nervous control of the blood vessels ». *Physiol. Rev.*, *35*, 629-663.

GREGG D. E. et FISHER L. C. (1963). — « Blood supply of the heart » In « *Handbook of physiology* », Am. Physiol. Soc. Ed. Washington, Sect 2 « circulation », Vol. II, chap. 44, 1517-1584.

HARICHAUX P.; DELMAIRE M.; TAUPIN M. et DENOEUX J. P. (1968). — « Intérêt d'une double inscription simultanée de la pression buccale et du rythme cardiaque dans le test de Flack ». *Rev. Méd. aéro. Spat.*, *7*, (27), 167-170.

HARICHAUX P.; LESBRE J. Ph.; DUBOISSET M.; LIENARD J. et Mme TEXIER J. (1971). — « Objet et applications cliniques de l'électrocardiographie d'effort ». *J. Méd. Pic.*, *1*, (3), 101-105.

HARRISON J. Y. (1967). — « A constant-torque brake for use in bicycle and other ergometers ». *J. Appl. Physiol.*, *23*, 989-993.

HERRICK J. F.; GRINDLAY J. H.; BALDES E. J. et MANN F. C. (1940). — « Effect of exercise on the blood flow in the superior mesenteric, renal and common iliac arteries ». *Amer J. Physiol.*, *128*, 338-344.

HOLMGREN A.; JONSSON B.; SJÖSTRAND T. (1960). — « Circulatory data in normal subjects at rest and during exercise in the recumbent position, with special references to stroke volume at different intensities ». *Acta Physiol. Scand.*, *49*, 343.

HILL A. V.; LONG C. N. H. et LUPTON H. (1925). — « Muscular exercise, lactic acid, and the supply and utilization of oxygen ». *Proc. Roy. Soc. Lond.*, *97*, 84-138; ibidem., 155-175.

HUCKABEE W. E. (1958). — « Relationships of pyruvate and lactate during anaerobic metabolism. II. Exercise and formation of O_2 debt ». *J. Clin. Invest.*, *37*, 225-263.

JACKSON P. M.; TRAKS E. et SANCETTA S. H. (1961). — « Effect of moderately heavy exercise conducted in a hot, dry environment on the splanchnic hemodynamics of normal young ambulatory male volunteers ». *J. Lab. clin. Med.*, *58*, 830-831.

JACQUEMIN Ch. et VARENE P. (1967). — « Étude de la bioénergétique ventilatoire au cours de l'exercice musculaire en altitude ». *Inst. Zeitsch. angew. einsch. Arbeitsphysiol.*, *24*, 164-180.

KAYSER Ch. (1947). — « *Physiologie du travail et du sport* ». Hermann et Cie éd., Paris, 1 vol. 264 p.

KROGH A. et LINDHARD J. (1913). — « The regulation of respiration and circulation during the initial stages of muscular work ». *J. Physiol.*, *47*, (1), 112-136.

KROGH, A. et LINDHARD, J. (1919-1920). — « The changes in respiration at the transition from work to rest ». *J. Physiol.*, *53*, 430-437.

LACROIX, E. (1963). — « Influence de l'exercice musculaire sur le débit splanchnique chez le Chien ». *Arch. int. Physiol. Biochem.*, *71*, 108-111.

LACROIX, E. et LEUSEN, I. (1965). — « La circulation hépatique et splanchnique ». *J. Physiol. Paris*, *57*, (1), 115-216.

LESBRE J. Ph.; CALAZEL P.; MERIEL P.; PUEL P.; GUIRAUD R.; BRU A. et SALVADOR M. (1969). — « Coronarographie et Débit coronaire II Nos résultats ». *Cœur et Méd. int.* 297, 8.

LOWENTHAL M.; HARPUDER K.; et BLATT S. D. (1952). — « Peripheral and visceral vascular effects of exercise and postprandial state in supine position ». *J. Appl. Physiol.*, *4*, 689-693.

MARGARIA R.; CERETELLI P.; AGHEMO P. et SOSSI G. (1963). — « Energy cost of running ». *J. Appl. Physiol.*, *18*, 367-370.

MARGARIA R.; EDWARDS H. T.; et DILL D. B. (1933). — « The possible mechanism of contracting and paying the oxygen debt and the role of lactic acid in muscular contraction ». *Am. J. Physiol.*, *106*, 689-715.

MASTER A. M. et OPPENHEIMER E. T. (1929). — « A simple exercise tolerance test for circulatory efficiency, with standard tables for normal individuals ». *Am. J. Med. Sci.*, *177*, 223-243.

MASTER A. M. et ROSENFELD I. (1961). — « Criteria for the clinical application of the two-step exercise test ». *J. Am. Med. Ass.*, *178*, 283-289.

MASTER A. M. et ROSENFELD I. (1964). — « Monitored and post exercise two step test Master ». *J. A. M. A.*, *190*, 494.

MELLEROWICZ H. (1966). — « Standardisierung ergometrischer Leistungmethoden ». *16° Weltkongr. für Sportmed.*, Hanover.

MERKLEN L. (1926). — « Le rythme du cœur au cours de l'activité musculaire et notamment des exercices sportifs ». *Thèse Méd.*, Nancy, A. Legrand éd., Paris, 1 vol. 388 p.

MONOD H. (1967). — « La dépense énergétique chez l'Homme », in SCHERRER J. « *Physiologie du travail* », Masson et Cie éd., vol. 1, p. 154-208.

MONOD H. et POTTIER M. (1967). — « Les adaptations respiratoires et circulatoires du travail musculaire ». in SCHERRER, J. « *Physiologie du travail* », Masson et Cie éd., Paris vol. 1, p. 209-291.

PARKER C. S.; BREAKELL C. C. et CHRISTOPHERSON F. (1953). — « The radioelectrophysiologogram ». *Lancet, 1*, 1285.

PARROT J. L.; DINANIAN J. et THOUVENOT J. (1960). — « L'exercice musculaire et la fréquence du cœur ». *Presse Méd., 68*, (43), 1569-1571.

PETIT J. M. (1960). — « Fonction respiratoire et aptitude physique au travail ». *Acta Tuberculosa et Pneumologica Belgica, 2*, 149-166.

PITTELOUP J. J. (1958). — « Contribution à l'étude de l'espace mort physiologique ». *Helvet. Physiol. pharmacol. Acta, 16*, (4), 223-240.

PLAS F. (1971 paru 1972). — « Comment voir le problème des épreuves d'effort à la lumière des conceptions actuelles ». *J. Fr. Med. Sp. 46*, (1), 35-40.

PLAS F. (1968). — « L'effort ». *In Encyclopedia Universalis*. vol. 5, 976-978.

ROBB G. P. et MARKS H. H. (1964). — « Latent coronary artery disease : determination of its presence and severity by the exercise electrocardiogram ». *Am. J. Cardiol., 5*, 603.

ROBB G. P. et MARKS H. H. (1967). — « Post-exercise electrocardiogram in arterio-sclerotic heart disease ». *J. A. M. A., 200*, 918.

ROCHMIS P. et BLACKBURN H. (1971). — « Exercise tests. As urvey of procedure, safety and litigation in approximately 170 000 tests ». *J. A. M. A., 217*, 1061.

ROSSIER P. H.; BÜHLMANN A. et WIESINGER K. (1962). — « *Physiologie et Physiopathologie de la respiration* ». Delachaux et Niestlé éd., Neufchâtel, 1 vol. 471 p. v. p. 174.

ROWELL L. B.; BLACKMON J. R. et BRUCE R. A. (1964). — « Indocyanine green clearance and estimated hepatic blood flow during mild to maximal exercise in upright man ». *J. Clin. Invest., 43*, 1677-1690.

ROWELL L. B.; TAYLOR H. L.; SIMONSON E. et CARLSON W. S. (1965). — « The physiologic fallacy of adjusting for body-weight in performance of the Master two-step test ». *Am. Heart. J., 10*, 461.

RUBINSTEIN E. H.; BRASLAVSKY M. B. et VON DES WALDE, F. E. (1962). — « Changes in arterial pressure during physical exercise ». *Acta physiol. Lab. Amer., 13*, 130-137.

RUSHMER R. F.; FRANKLIN D. L.; VAN CITTERS R. L. et SMITH, O. A. (1961). — « Changes in peripheral blood flow distribution in healthy dogs ». *Circul. Res., 9*, 675-687.

RUSHMER R. F.; SMITH O. A. et LASHER E. (1960). — « Neural mechanisms of cardiac control during exertion ». *Physiol. Rev., 40*, (suppl. 4), 27-34.

SCHERRER J. (1967). — « Physiologie musculaire ». In SCHERRER J. « *Physiologie du travail* », Masson et Cie éd., Paris vol. 1, p. 1-42.

SCHERRER J. et coll. (1967). — « *Physiologie du travail* (*ergonomie*) ». Masson et Cie éd., Paris, 2 vol. v. vol. 1, 387 p.

SERRADIMIGNI A.; BORY M.; DJIANE P.; POGGI L.; GAUDY M. et AUDIER M. (1972). — « L'électrocardiographie d'effortd ans le diagnostic des coronaropathies. Confrontation avec les données de la coronarographie ». *Nelle Presse Méd.*, 1972, *1*, (14), 939-944.

SEVERINGHAUS J. W. (1966). — « Bloob gas calculator ». *J. Appl. Physiol., 21*, (3), 1108-1116.

SHEPHARD R. J. (1967). — « The prediction of maximum oxygen intake form post exercise pulse reading ». *Inst. Z. angew. Physiol., 24*, 31-38.

SHEPHARD R. J. (1969). — « A nomogram to calculate the oxygen cost of running at slow speeds ». *J. Sports. Med. and Fitness, 9*, 17-22.

SHEPHARD R. J. (1970). — « For exercise testing, please. A review of procedures available for the clinician ». *Bull. Phys. Path. resp., 6*, (2), 425-474.

SHEPHARD R. J.; ALLEN C.; BENADE A. J. S.; DAVIES C. T. M.; DI PRAMPERO P. E.; HEDMAN R.; MERRIMAN J. E.; MYHRE K. et SIMMONS R. (1968). — « Standardization of sub-maximal exercise tests ». *Bull. Wld. Hlth. org., 38*, 765-775.

SJÖSTRAND T. (1953). — « Exercise test in heart disease ». *Nord. Med. J., 50*, 1353.

SOLVAY H. et DENOLIN H. (1967). — « *L'électrocardiogramme d'effort. Technique et interprétation* ». 1 vol. offset. Hop. Univ. Brux. éd., 115 p.

TIFFENEAU R. et PINELLI A. (1948). — « Régulation bronchique de la ventilation pulmonaire ». *J. Franc. Med. Chir. Thorac., 2*, (3), 221-224.

TODESCO S.; GAMBARI P. et VINCENZI M. (1965). — « Il controllo radioelettrocardiografico durante sforzi gravisi in giovanisani ». *Folia Cardiol., 24*, (2), 88.

UVNÄS B. (1960). — « Sympathetic vasodilator system and blood flow ». *Physiol. Rev., 40*, (suppl. 4), 69-80.

VARENE P.; JACQUEMIN Ch. et L'HUILLIER J. (1971). — « Mécanique ventilatoire et pression barométrique. Repos et exercice musculaire en altitude et en plongée ». *Le Poumon et le Cœur*, *27*, (3), 331-359.

VIALATTE J.; JEAN R.; DONNOU J. et BENOIST Mme M. R. (1967). — « Volumes pulmonaires chez 112 garçons normaux de 7 à 14 ans ». *Sem. Hop.* (*Ann. Péd.*), *43*, (40/10), 2436 P-2442 P.

WADE O. L.; COMBES B. et CHILDS A. W. (1956). — « The effect of exercise on the splanchnic blood flow and splanchnic blood volume in normal man ». *Clin. Sci.*, *15*, 457-463.

WOOD P.; MAC GREGOR M.; MAGIDSON O et WHITTAKER W. (1950). — « The effort test in angina pectoris ». *Brit. Heart J.*, *12*, 363.

WORKMAN J. M. et ARMSTRONG B. W. (1964). — « A nomogram for predicting treadmill walking oxygen consumption ». cité par SHEPHARD, 1970.

WYNDHAM C. H.; STRYDOM N. B.; MORRISON J. F.; WILLIAMS C. G.; BRENDELL G.; PETER J.; COOKE H. M. et JOFFE A. (1963). — « The influence of gross body weight on oxygen consumption and on physical working capacity of manual labourers ». *Ergonomics*, *6*, 275-286.

WYNDHAM C. H. et SLUIS-CREMER, G. (1968). — « The capacity for physical work of white miners in south africa. II. The rates of oxygen consomption during a step test ». *S. Afr. Med. J.*, *42*, 841-844.

INDEX ALPHABÉTIQUE

MASSON ET Cie, ÉDITEURS
120, boul. Saint-Germain, Paris (VIe)
Dépôt légal : 2e trimestre 1973

Imprimé en France

Imprimerie BUSSIÈRE
Saint-Amand (Cher)
N° d'impression : 281

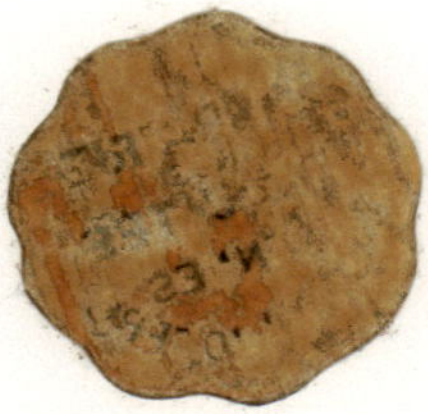